U0918996

千家妙方

谢　普◎编著

中医古籍出版社
Publishing House of Ancient Chinese Medical Books

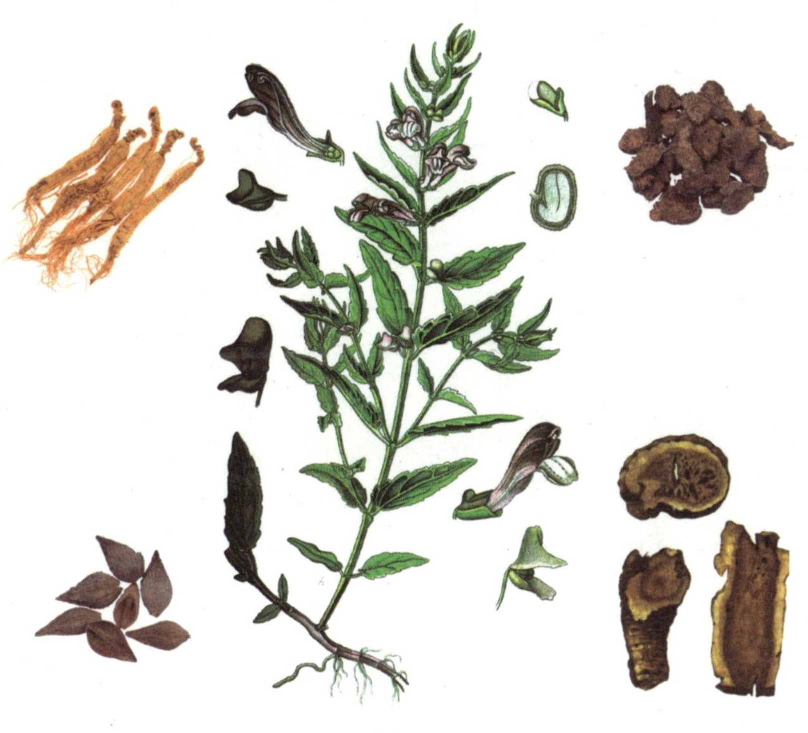

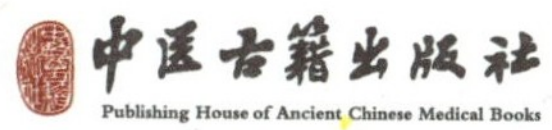

图书在版编目（CIP）数据

千家妙方 / 谢普编著. -- 北京 : 中医古籍出版社,
2025. 5. -- ISBN 978-7-5152-2924-9
Ⅰ. R289.5

中国国家版本馆 CIP 数据核字第 2024H909G9 号

千家妙方
谢 普 编著

策划编辑 姚 强
责任编辑 张 楚
封面设计 李舒园
出版发行 中医古籍出版社
社 址 北京市东城区东直门内南小街 16 号（100700）
电 话 010-64089446（总编室）010-64002949（发行部）
网 址 www.zhongyiguji.com.cn
印 刷 三河市嵩川印刷有限公司
开 本 640mm × 910mm 1/16
印 张 10
字 数 126 千字
版 次 2025 年 5 月第 1 版 2025 年 5 月第 1 次印刷
书 号 ISBN 978-7-5152-2924-9
定 价 59.00 元

前言

中医学，作为中华民族的瑰宝，历经数千年的传承与发展，形成了独特而完备的理论体系，在临床实践中展现出卓越的疗效，为中华民族的繁衍昌盛和人类健康作出了不可磨灭的贡献。从古至今，中医凭借着对人体生命规律的深刻洞察和丰富的临床经验，帮助无数患者解除病痛，其价值不言而喻。

在时代的浪潮中，中医界始终秉持“继承不离古，发扬不离宗”的精神，积极面对各种机遇与挑战。众多名医名家在深入钻研中医经典的同时，勇于创新实践，积累了大量宝贵的临床经验，并通过著书立说的方式传承下来。这些文献不仅蕴含着深厚的中医理论，还包含了众多经过临床验证、屡试不爽的治病良方，是中医宝库中的璀璨明珠。

为了更好地传承和弘扬这些珍贵的中医文化遗产，方便广大患者了解和运用中医治疗方法，笔者精心编写了这本《千家妙方》。本书以科为纲，以症状和疾病为目，以方为主，广泛收集并精选了历代名老中医的经方、验方数百种，内容涵盖内科、外科、妇科、儿科等多个临床病科，涉及常见及多发病症。书中所选的每一条验方，均是中医名家几十年临床实践的经验总结，疗效确切可靠，具有很强的针对性，具备较高的使用价值和可信度。

对于每一科的各种病证，本书都进行了简明扼要的概述，让读者能够快速了解本病的病因病机、临床症状等基本情况。随后，针对不同证型的病人，配有若干条验方，并对每条验方详细介绍了“来源”“组成”“功效”“方解”几部分内容。全书条目清晰、资料详实、语言通俗易懂，旨在使不同医学知识层次的读者都能读懂并合理运用。需要特别提醒的是，方中剂量是针对一般患者设定的，由于个体体质存在差异，特殊体质患者不可盲目“按图索骥”，务必在医生的指导下，根据具体病情合理使用这些方剂，确保用药安全有效。

此外书中部分方剂仍保留了穿山甲、羚羊角、犀角等已被相关法规明令禁止使用的野生动物药材。这些药物的使用记载，反映了特定历史时期的医药认知与用药实践，是中医药文化传承的重要组成部分。保留其原始内容，有助于中医爱好者深入了解古代方剂配伍思想与用药规律。需要特别强调的是，上述禁用药物已被现代医学证实可通过其他药材或现代技术替代。根据现行法律法规，任何单位和个人均不得使用受保护的野生动物药材进行生产、经营或临床应用。

在编写过程中，我们虽竭尽全力，但由于中医知识体系庞大繁杂，且个人认知有限，书中内容难免存在疏漏之处。在此，我们诚恳地希望广大读者提出宝贵意见，以便我们不断完善，让这本《千家妙方》更好地服务于大众，助力中医文化的传承与发展，为人类健康事业贡献更多力量。

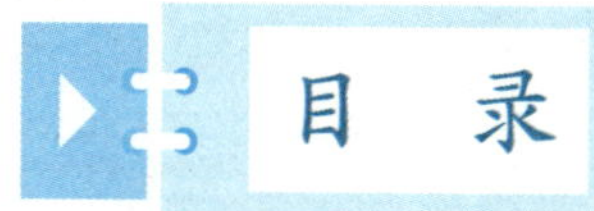

目 录

内科疾病篇

外科疾病篇

男科疾病篇

妇科疾病篇

儿科疾病篇

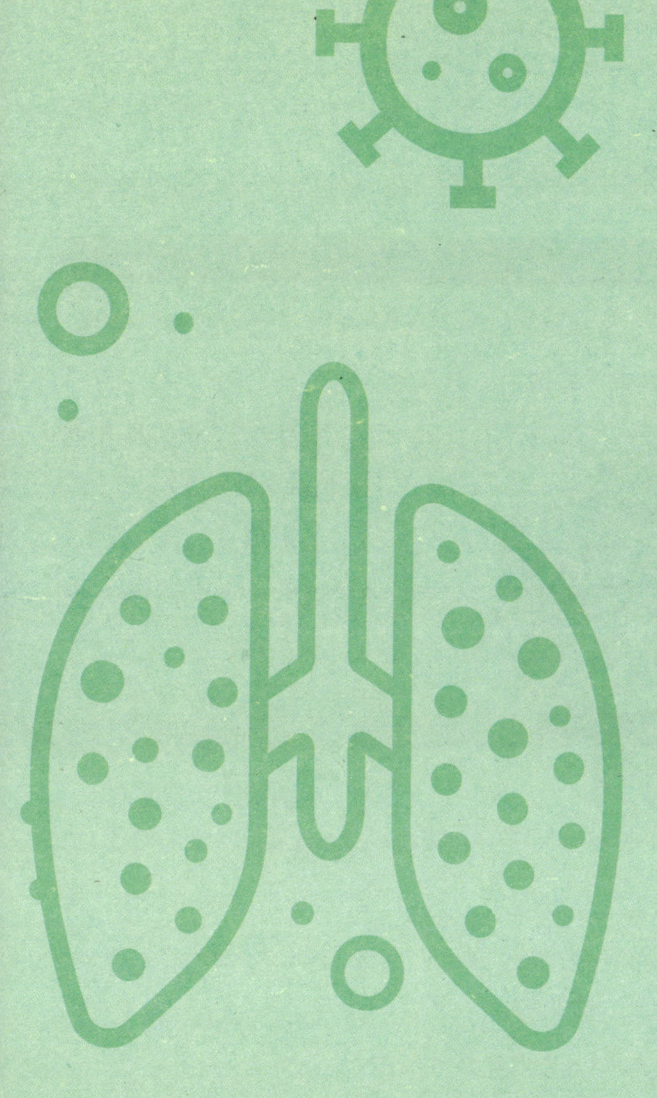

内科疾病篇

感 冒

在中医范畴，感冒是感受风邪或时行疫毒，会引起肺卫功能失调，出现鼻塞、流涕、喷嚏、头痛、恶寒、发热、全身不适、脉浮等为主要临床表现的一种外感病证，需要分类治疗。

1. 风寒感冒证

【主症】 恶寒重、发热轻、无汗，头项疼痛、肢节酸痛，鼻塞、声重、喷嚏、流涕、咳嗽，苔薄白，脉浮紧。

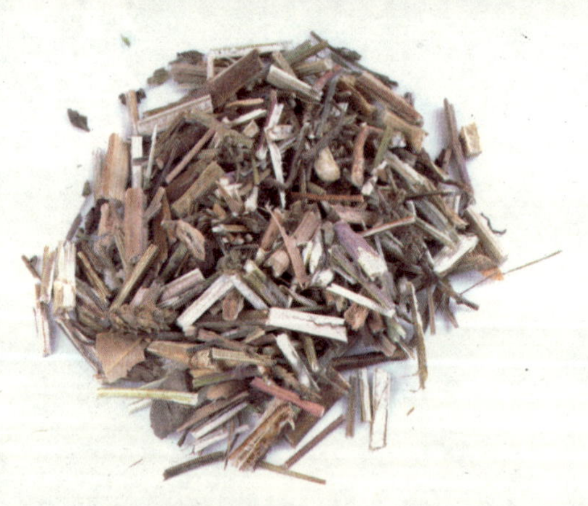

【方一】 荆防败毒散（《摄生众妙方》）

【组成】 荆芥5克，防风5克，淡豆豉9克，前胡5克，杏仁5克，桔梗5克，橘红5克，甘草3克，葱白3寸，生姜3片。

【功效】 辛温解表，宣肺散寒。

【方解】 荆芥、防风、淡豆豉、葱白、生姜驱散风寒；前胡、杏仁、桔梗、橘红、甘草宣肺止咳。葱白、生姜后下，余药先煮，水煎2次，共取200mL，分早、晚2次服。

【方二】 羌活胜湿汤 （《内外伤辨惑论》）

【组成】 羌活6克，独活6克，藁本3克，防风3克，炙甘草3克，川芎3克，蔓荆子2克。

【功效】 辛温解表，宣肺散寒，祛湿。

【方解】 方中以羌活、独活为君药，散周身风湿，舒利关节而通痹；防风、藁本为臣药，祛太阳经风湿，且止痛。佐以川芎活血，祛风止痛；蔓荆子祛风止痛；使以甘草调和诸药。全方合用，共成祛风胜湿之功，并微发其汗，使风湿尽去，其痛自止。水煎服，每日一剂。

2. 风热感冒证

【主症】 恶寒轻，或微恶风、发热较著，咽喉乳蛾红肿疼痛、鼻塞、喷嚏、流涕稠涕，咳嗽痰稠，舌边尖红、苔薄黄、脉浮数。

【方一】 银翘散（《温病条辨》）

【组成】 金银花10克，连翘10克，薄荷6克，荆芥6克，淡豆豉6克，桔梗6克，芦根15克，竹叶6克，牛蒡子10克，甘草6克。

【功效】 辛凉解表，宣肺清热。

【方解】 薄荷、荆芥、淡豆豉辛凉解表；金银花、连翘清热解毒；芦根、竹叶清热生津；牛蒡子、桔梗、甘草利咽化痰。薄荷后下，余药先煮，水煎2次，共取200mL，分早、晚2次温服。

【方二】 桑菊饮（《温病条辨》）

【组成】 桑叶9克，菊花9克，杏仁6克，连翘5克，薄荷3克，桔梗6克，芦苇根6克，生甘草3克。

【功效】 辛凉解表，宣肺清热。

【方解】 本方的桑叶、菊花清透肺络，散上焦风热；薄荷疏散风热；杏仁、桔梗肃肺止咳；连翘清热透邪；芦苇根生津止渴；生甘草调和诸药。水煎服，每日一剂。

支气管炎

支气管炎分为急性和慢性两种，多数是由细菌或病毒感染引起，粉尘、烟雾和刺激性气体也能引起支气管炎。

本病属于中医“咳嗽”及“喘症”之范畴。《素问·咳论》篇谓：“五脏六腑皆令人咳，非独肺也。”可见咳嗽不仅由肺之病变而致，五脏六腑之功能失调，皆可影响于肺发生咳嗽之症。

1. 风寒袭肺证

【主症】 咽痒、咳嗽声重、气急，咳痰稀薄色白，鼻塞流清涕，头痛，肢体酸楚，恶寒发热无汗，苔薄白，脉浮紧。

【方名】 杏苏散（《温病条辨》）

【组成】 苏叶10克，半夏10克，茯苓10克，甘草3克，前胡6克，苦桔梗6克，枳壳10克，生姜2克，陈皮10克，大枣去核2个，杏仁10克。

【功效】 轻宣凉燥，宣肺化痰。

【方解】 苏叶轻宣凉燥，配前胡，一者取其辛散之性，助苏叶发散表邪，二者用其降气消痰，令宣肺化痰之药以为用。配杏仁宣利肺气，桔梗开宣肺气，既利于发散表邪，又能利肺化痰。半夏温燥化痰，茯苓健脾利湿，以祛生痰之源，枳壳、陈皮皆能理气宽胸，合苏叶之芳香行气，共呈畅利胸膈之效。用姜枣者，调和营卫，甘草调和诸药。水煎服，每日一剂。

2. 风热犯肺证

【主症】 咳喘，夜间喘甚，吐黄痰，身体疼痛，纳呆，大便两日未下，舌苔黄腻，脉象浮数或浮滑。

【方一】 何氏自拟方（《何世英儿科医案》）

【组成】 前胡3克，薄荷3克，桔梗3克，杏仁3克，紫菀5克，白茅根15克，生川军3克。

【功效】 宣肺解表，泄热定喘。

【方解】 方中前胡、桔梗、紫菀和杏仁化痰止咳平喘；薄荷疏散风热，利咽止咳；白茅根清热利尿止血；生川军有泻热通便的功效。水煎服，每日一剂。

【方二】 桑菊饮（《温病条辨》）

【组成】 桑叶9克，菊花9克，杏仁6克，连翘5克，薄荷3克，桔梗6克，芦苇根6克，生甘草3克。

【功效】 疏风清热，宣肺止咳。

【方解】 方中以桑叶、菊花、薄荷、连翘辛凉清透，宣散风热；桔梗、杏仁、生甘草宣降肺气，利咽止咳；芦苇根清热生津。水煎服，每日一剂。

3. 风燥伤肺证

【主症】 干咳，连声作呛，咽喉干痛，唇鼻干燥，口干，无痰或痰少而粘连成丝，不宜咳出，舌质红干而少津，苔薄白或薄黄，脉浮数或小数。

【方一】 桑杏汤加减（《温病条辨》）

【组成】 桑叶3克，川贝母3克，淡豆豉3克，栀子3克，梨皮3克，杏仁4.5克，沙参6克。

【功效】 疏风清肺，润燥止咳。

【方解】 本方治证是因温燥外袭，肺阴受灼所致身热头痛，口渴、干咳无痰，舌红、苔燥脉浮数之外感温燥之证候。方中桑叶轻宣燥热，杏仁苦辛温润、宣利肺气，共为主药；淡豆豉助桑叶轻宣解表，沙参、梨皮生津润肺，同为辅药；栀子清泄肺热，川贝母止咳化痰，为佐使药。共奏“以辛凉甘润之方，气燥自平而愈”之效。水煎服，每日一剂。

【方二】 杏苏散（《温病条辨》）

【组成】 苏叶10克，半夏10克，茯苓10克，甘草3克，前胡6克，苦桔梗6克，枳壳10克，生姜2克，陈皮10克，大枣去核2个，杏仁10克。

【功效】 轻宣凉燥，宣肺化痰。

【方解】 苏叶轻宣凉燥，配前胡，一者取其辛散之性，助苏叶发散表邪，二者用其降气消痰，令宣肺化痰之药以为用。配杏仁宣利肺气，苦桔梗开宣肺气，既利于发散表邪，又能利肺化痰。半夏温燥化痰，茯苓健脾利湿，以祛生痰之源，枳壳，陈皮皆能理气宽胸，合苏叶之芳香行气，共呈畅利胸膈之效。用姜枣者，调和营卫，甘草协和诸药。水煎服，每日一剂。

4. 痰湿蕴肺证

【主症】 咳嗽反复发作，咳声重浊，痰粘腻，或稠厚成块，痰多易咳，早晨或食后咳甚痰多，进甘甜油腻物加重，食少，体倦，大便时溏，苔白腻，脉濡滑。

【方名】 六君子汤（《校注妇人良方》）

【组成】 人参10克，白术10克，茯苓10克，炙甘草6克，陈皮12克，半夏12克。

【功效】 健脾益气化痰。

【方解】 方中人参补气健脾为君药；脾喜燥恶湿，故以白术健脾燥湿为臣药，参、术相合，健脾之力更宏；茯苓健脾利湿，半夏燥湿化痰，

陈皮理气健脾，三药合用，理气燥湿化痰，共为佐药；甘草健脾和中，调和诸药为使。加大枣二枚，生姜三片，水煎服，每日一剂。

5. 痰热壅肺证

【主症】咳喘不能平卧，烦躁咽痛口渴，咯白痰，舌红，脉弦滑。

【方一】麻杏石甘汤（《伤寒论》）

【组成】炙麻黄9克，杏仁9克，生石膏18克，炙甘草6克。

【功效】清热泻肺，化痰止咳。

【方解】方中麻黄辛温解表，宣肺平喘；石膏清泄肺胃之热以生津；杏仁苦降肺气而平喘咳；炙甘草益气和中并能调和诸药。水煎服，每日一剂。

【方二】清金化痰丸（《统旨方》）

【组成】桑白皮15克，黄芩10克，栀子10克，知母10克，川贝母10克，瓜蒌15克，桔梗10克，麦冬10克，橘红10克，茯苓12克，甘草10克。

【功效】清热化痰，宣肺止咳。

【方解】方中用黄芩、栀子、知母、桑白皮清泄肺热；茯苓、川贝母、瓜蒌、桔梗、橘红、甘草化痰止咳；麦冬养阴润肺以宁咳。水煎服，每日一剂。

6. 肺阴亏耗证

【主症】干咳、咳声短促，痰少粘白，或痰中带血，口干咽燥，或声音逐渐嘶哑，手足心热，午后潮热，颧红，形瘦神疲，舌红，少苔，脉细数。

【方一】沙参麦冬汤加减（《温病条辨》）

【组成】沙参9克，麦冬9克，玉竹6克，天花粉4.5克，银柴胡6克，青蒿6克，鳖甲6克，扁豆6克，甘草6克，茯苓5克，桑叶4.5克，川贝母

3克，知母6克，杏仁6克。

【功效】滋阴润肺，化痰止咳。

【方解】本方适用于燥热伤阴，导致肺胃津液亏损。方中沙参、麦冬、甘寒、滋阴生津、清养肺胃；玉竹、天花粉合用能生津止渴，养阴益胃；扁豆、甘草二药入脾，补中健脾，以增强生津血之源；佐以桑叶辛凉轻散，宣清凉肺。诸药合用，共成清润肺胃、生津止咳之功效。水煎服，每日一剂。

【方二】二冬二母汤（《脉因证治》）

【组成】天冬9克，麦冬9克，知母6克，川贝母9克，沙参12克，百合9克，生地黄10克，甘草3克，桔梗6克。

【功效】养阴润肺，宁嗽止咳。

【方解】天冬、麦冬、沙参滋阴润燥；百合、生地黄养阴清热，润肺凉血；知母、川贝母清润止咳；桔梗、甘草宣肺宁嗽。水煎服，每日一剂。

7. 痰饮恋肺证

【主症】咳喘十余年，时发时止，咳出白粘痰，多咳即喘，夜卧难平，容易汗出，纳少神疲，腰背酸楚，舌质淡青，苔薄腻，脉细滑。

【方名】黄氏经验方（《黄文东医案》）

【组成】桂枝4.5克，生甘草4.5克，厚朴3克，杏仁9克，苏子9克，炙紫菀15克，陈皮6克，前胡6克。

【功效】祛痰肃肺，止咳平喘。

【方解】桂枝温经通阳；厚朴降逆止呕化痰；杏仁止咳化痰平喘；苏子化痰止咳；紫菀润肺化痰；陈皮健脾化痰；前胡化痰；甘草化痰，调和诸药。水煎服，每日一剂。

肺结核

肺结核是由结核分枝杆菌引起肺部感染的传染性疾病，临床主要表现为咳嗽，咳痰，咯血，胸痛，潮热，盗汗及身体逐渐消瘦等。因病位在肺，治疗着重在肺。本病初期症状不明显，或仅乏力，其病情的轻重进退，与肾、脾、肝三者密切相关，而肾阴虚损又是肺阴不足、肝火偏胜、脾胃受克而致正不胜邪的总机枢。《明医杂著·痨瘵》:“色欲过度，损伤精血，必生阴虚火动之病，睡中盗汗，午后发热，哈哈咳嗽，倦怠无力，饮食少进，甚则痰涎带血，咯吐出血，或咳血、吐血、身热脉沉数，肌肉消瘦，此名痨瘵，最重难治。”

1. 肺阴亏损证

【主症】干咳，咳声短促，或咯少量粘白痰，痰中带血丝或血点，色鲜红，胸部隐痛，午后手足心热，皮肤干灼，口干咽燥，或轻微盗汗，疲倦乏力，纳食不香，舌边尖红，苔薄白，脉细数。

【方一】九仙散（《医学正传》）

【组成】人参（另炖）2克，款冬花2克，桔梗2克，桑白皮2克，五味子2克，阿胶2克，贝母2克，乌梅6克，罂粟壳6克。

【功效】滋阴润肺。

【方解】方中罂粟壳功专敛肺止咳，人参补气益肺，并为君药；阿胶养阴益肺，五味子、乌梅敛肺止咳，五味子并助人参益肺气，合为臣药；款冬花、贝母止咳化痰，并能降气平喘，桑白皮止咳平喘，并能清肺，桔梗止咳化痰，并能载诸药上行入肺，共为佐使药。诸药合用，功专敛肺止咳，兼能补益气阴，则诸症自除。水煎服，每日一剂。

【方二】 月华丸 （《医学心悟》）

【组成】 沙参10克，麦冬10克，天冬10克，生地黄15克，熟地黄10克，百部15克，川贝母10克，阿胶10克，三七10克，茯苓12克，山药15克，玉竹10克，百合15克，白及10克。

【功效】 滋阴润肺。

【方解】 沙参、麦冬、天冬养肺阴；阿胶、生地黄、熟地黄滋肾阴；三七化瘀止血（无瘀血胸痛不用）；桑叶、菊花、百部、川贝母清肺润肺止咳；茯苓、山药健脾燥湿，补益脾肺；白及收敛止血；玉竹、百合滋阴润肺。水煎服，每日一剂。

2. 虚火灼肺证

【主症】 咳呛气急，痰少质粘，或吐痰黄稠量多，时时咯血，血色鲜红，午后潮热，骨蒸颧红，五心烦热，盗汗量多，心烦失眠，性急易怒，胸胁掣痛，男子遗精，女子月经不调，形体日渐消瘦。

【方名】 百合固金汤 （《医方集解》）

【组成】 百合12克，熟地黄9克，生地黄9克，当归9克，白芍6克，甘草3克，桔梗6克，玄参3克，贝母6克，麦冬9克。

【功效】 滋阴降火。

【方解】 方中以二地为君，滋阴补肾，生地黄又能凉血止血；以麦冬、百合、贝母为臣，润肺养阴，且能化痰止咳；佐以玄参滋阴凉血清虚火，当归养血润燥，白芍养血宜阴，桔梗宣利肺气而止咳化痰；使以甘草调和诸药，与桔梗合用，更利咽喉，合而用之，虚火自清，肺肾得养，诸症自消。水煎服，每日一剂。

3. 阴阳两虚证

【主症】 咳逆喘息，少气，咯痰色白有沫，或夹血丝，血色暗淡，声嘶或失音，面浮肢肿，肢冷，五更泄泻，心悸，唇紫，口舌生糜，大肉尽脱，男子滑精、阳痿，女子经少、经闭，舌质光淡隐紫，少津，脉微细而数，或虚大无力。

【方一】补天大造丸（《医学心悟》）

【组成】人参10克，黄芪15克，白术15克，茯苓15克，山药15克，当归18克，白芍9克，熟地黄9克，枸杞子9克，麦冬12克，生地黄12克，阿胶15克，山萸肉15克，紫河车10克，龟板9克，鹿角6克，远志9克，枣仁15克。

【功效】滋阴补阳。

【方解】补天大造丸，温养精气，培补阴阳，用于肺痨五脏俱伤，真气亏损之。方中人参、黄芪、白术、茯苓、山药补益肺脾之气，当归、白芍、熟地黄、枸杞子培育阴精，远志，枣仁宁心安神，麦冬、生地黄、阿胶、山萸肉、紫河车、龟板、鹿角阴阳并补，厚味填精。水煎服，每日一剂。

【方二】金匮肾气丸（《金匮要略》）

【组成】熟地黄24克，山药12克，山茱萸12克，泽泻9克，茯苓9克，牡丹皮9克，桂枝3克，炮附子3克。

【功效】滋阴补阳。

【方解】方中熟地黄滋阴补肾为君药。山茱萸、山药补脾养肝而益精血；附子、桂枝助命门以温阳化气，共为臣药。泽泻、茯苓利水渗湿泄浊；牡丹皮清泄肝火，皆为佐药。诸药合用，阴中求阳，少火生气，共奏补肾助阳之功。上为细末，炼蜜为丸。每次6克，日2次，酒送下。

冠心病

本病当属中医的“胸痹”范畴，是一种由于胸中痹阻不通而引起的，临床上表现为胸部及心前区憋闷疼痛，甚则痛引肩背的病证。《素问·脏气法时论》:“心病者，胸中痛，胁支满，胁下痛，膺背肩胛间痛，两臂内痛。”《素问·厥论》:“真心痛，手足青至节，心痛甚，旦发夕死，夕发旦死。”

1. 心血瘀阻证

【主症】 心胸疼痛，如刺如绞，痛有定处，入夜为甚，心痛彻背，背痛彻心，或痛引肩背，暴怒或劳累后加重，胸闷舌质紫暗，有瘀斑，苔薄，脉弦涩，或结、代。

【方一】 血府逐瘀汤 （《医林改错》）

【组成】 川芎5克，桃仁12克，红花9克，赤芍6克，柴胡3克，桔梗5克，枳壳6克，牛膝9克，当归9克，生地黄9克，甘草6克。

【功效】 活血化瘀，通脉止痛。

【方解】 因瘀血停滞于胸，使气机受阻、气滞血瘀、肝失柔和；若瘀血化热，则会瘀热上冲、胃气上逆。本方中当归、赤芍、川芎、桃仁、红花活血化瘀；柴胡疏肝解郁；枳壳、桔梗开胸行气；牛膝引热下行；生地黄清热养阴；甘草调和诸药。水煎服，每日一剂。

【方二】 桃红四物汤 （《医宗金鉴》）

【组成】 桃仁10克，红花12克，熟地黄10克，川芎10克，白芍10克，当归10克。

【功效】 活血化瘀，通脉止痛。

【方解】 桃仁、红花活血化瘀，四物汤养血活血。水煎服，每日一剂。

2. 气滞心胸证

【主症】 心胸满闷，隐痛阵作痛无定处，遇情志不遂时诱发或加剧，脘胀嗳气，时欲太息，或得嗳气、矢气则舒，苔薄或薄腻，脉细弦。

【方一】柴胡疏肝散（《景岳全书》）

【组成】陈皮6克，柴胡6克，川芎5克，香附5克，枳壳5克，芍药5克，炙甘草3克。

【功效】疏肝理气，活血通络。

【方解】方中用柴胡疏肝解郁为君药。香附理气疏肝，助柴胡以解肝郁；川芎行气活血而止痛，助柴胡以解开经之郁滞，二药相合，增其行气止痛之功，为臣药。陈皮、枳壳理气行滞；芍药、甘草养血柔肝，缓急止痛，为佐药。甘草兼调诸药，亦为使药之用。诸药相合，共奏疏肝行气，活血止痛之功，使肝气条达，血脉通畅，营卫自和，痛止而寒热亦除。水煎服，每日一剂。

【方二】丹栀逍遥散加减（《太平惠民和剂局方》）

【组成】牡丹皮15克，栀子15克，柴胡10克，当归10克，白芍15克，茯苓10克，白术10克，甘草6克，薄荷10克，生姜10克。

【功效】疏肝理气。

【方解】柴胡疏肝理气；当归、白芍补血养肝；茯苓、白术健脾祛湿；薄荷、生姜疏散调达；炙甘草调和诸药；牡丹皮、栀子清热凉血，祛瘀消肿。水煎服，每日一剂。

3. 痰浊闭阻证

【主症】胸闷重而心痛微，痰多气短，肢体沉重，形体肥胖，遇阴雨天诱发或加重，倦怠乏力，纳呆便溏，咯吐痰涎，舌体胖大边有齿痕，苔浊腻或白滑。

【方名】黄连温胆汤（《六因条辨》）

【组成】黄连6克，法半夏10克，陈皮10克，茯苓10克，甘草6克，

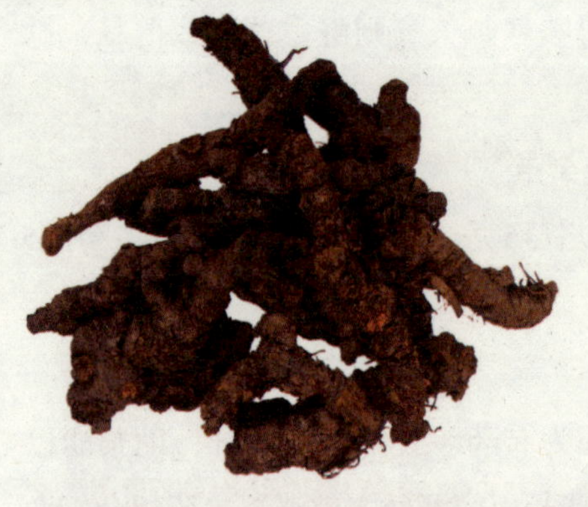

枳实10克，竹茹6克，郁金15克。

【功效】理气化痰。

【方解】方以二陈汤的法半夏、茯苓、陈皮、甘草化痰理气，黄连、竹茹、枳实清泄痰热，加郁金以增强理气活血之力。水煎服，每日一剂。

4. 寒凝心脉证

【主症】卒然心痛如绞，心痛彻背，喘不得卧，多因气候骤冷或骤感风寒而发病或加重，心悸，胸闷气短，手足不温，冷汗出，面色苍白，苔薄白，脉沉紧或沉细。

【方名】枳实薤白桂枝汤合（《金匮要略》）

【组成】桂枝6克，细辛3克，瓜蒌24克，薤白9克，当归12克，白芍9克，炙甘草6克，通草6克。

【功效】辛温散寒，宣通心阳。

【方解】方以瓜蒌、薤白、桂枝通阳开结温通络脉；当归本方中当归补血活血；白芍和营养血；桂枝温通经脉，宣通阳气；细辛温经散寒；通草通利经脉；炙甘草益气养血。加大枣8枚，水煎服，每日一剂。

5. 气阴两虚证

【主症】心胸隐痛，时作时止，心悸气短，动则益甚，伴倦怠乏力，声低气微，面色㿠白，易于汗出，舌淡红，舌体胖且边有齿痕，脉细缓或结代。

【方一】生脉散（《医学启源》）

【组成】人参9克，麦冬9克，五味子6克。

【功效】 益气养阴，活血通脉。

【方解】 方中人参甘温，益元气，补肺气，生津液，是为君药。麦冬甘寒养阴清热，润肺生津，用以为臣。人参、麦冬合用，则益气养阴之功益彰。五味子酸温，敛肺止汗，生津止渴，为佐药。三药合用，一补一润一敛，益气养阴，生津止渴，敛阴止汗，使气复津生，汗止阴存，气充脉复，故名“生脉”。加生姜三片，大枣2枚，水煎，空腹服。

【方二】 增液汤 （《温病条辨》）

【组成】 玄参30克，麦冬25克，生地黄25克。

【功效】 益气养阴。

【方解】 方中重用玄参养阴生津，启肾水以滋肠燥；麦冬甘寒，增液润燥；生地黄苦甘寒，养阴润燥，三药合用，养阴增液，增水行舟。水煎服，每日一剂。

6. 心肾阴虚证

【主症】 心痛憋闷时作，虚烦不眠，腰膝酸软，头晕耳鸣，口干便秘舌红少津，苔薄或剥，脉细数或结代。

【方一】 天王补心丹合 （《世医得效方》）

【组成】 生地黄12克，玄参5克，天冬9克，麦冬9克，人参5克，炙甘草12克，茯苓5克，柏子仁9克，酸枣仁9克，五味子5克，远志5克，丹参5克，当归身9克，桔梗5克，阿胶6克，麻仁10克，大枣10枚。

【功效】 滋阴清火，养心和络。

【方解】 方中生地黄滋阴补肾，养血润燥；玄参、天冬、麦冬清热养阴；丹参、当归调养心血；人参、炙甘草、茯苓补益心气，寓从阳引阴之意；柏子仁、酸枣仁、五味子、远志养心安神，化阴敛汗；桔梗载药上行；阿胶、麻仁、大枣滋阴补血。水煎服，每日一剂。

【方二】 左归饮 （《景岳全书》）

【组成】熟地黄30克，山萸肉6克，枸杞子6克，山药6克，茯苓4.5克，甘草3克。

【功效】补益肾阴。

【方解】熟地黄、山萸肉、枸杞子滋补肝肾，养血填精；山药补脾肾；茯苓健脾渗湿；甘草调和诸药。水煎服，每日一剂。

7. 心肾阳虚证

【主症】心悸而痛，胸闷气短，动则更甚，自汗，面色㿠白，神倦怯寒，四肢欠温，四肢肿胀，舌质淡胖，边有齿痕，苔白或腻，脉沉细而迟。

【方一】温肾汤（《中国现代名中医医案精华》）

【组成】人参15克，炙甘草15克，干姜9克，川附片9克，五灵脂9克，山楂9克，乳香3克，降香9克。

【功效】温补阳气，振奋心阳。

【方解】人参补气健脾；干姜、附子温补肾阳；乳香、降香活血化瘀，振奋心阳；五灵脂、山楂活血化瘀、通经理气；炙甘草调和诸药。药煎成去渣，冲入米醋一匙，趁热服。

【方二】右归丸（《景岳全书》）

【组成】熟地黄250克，山药120克，菟丝子120克，鹿角胶120克，杜仲120克，山萸肉90克，枸杞子90克，当归90克，制附子60克，肉桂60克。

【功效】补益肾阴。

【方解】方中附子、肉桂、鹿角胶壮阳祛寒，为君药。熟地黄、山萸肉、山药、枸杞子滋阴填精补髓，为臣药。菟丝子、杜仲补肝肾，强腰膝；当归养血和血，皆为佐药。将熟地蒸烂杵膏，余为细末，炼蜜为丸。每次嚼服9克。

心肌梗死

心肌梗死是冠状动脉闭塞，血流中断，使部分心肌因严重的持久性缺血而发生局部坏死。临床上有剧烈而较持久的胸骨后疼痛、发热、白细胞增多、红细胞沉降率加快、血清心肌酶活力增高及进行性心电图变化，可发生心律失常、休克或心力衰竭。

心肌梗死属于中医胸痹之重症，中医学称之为“真心痛”“厥心痛”。其特点为剧烈而持久的胸骨后疼痛，伴心悸、水肿、肢冷、喘促、汗出、面色苍白等症状，甚至危及生命。

1. 气虚血瘀证

【主症】 心胸刺痛，胸部闷滞，动则加重，伴短气乏力，汗出心悸，舌体胖大，边有齿痕，舌质黯淡或有瘀点瘀斑，舌苔薄白，脉弦细无力。

【方一】 保元汤合 （《博爱心鉴》）

【组成】 人参9克，黄芪15克，桃仁9克，红花12克，川芎12克，丹参12克，赤芍9克，当归15克，柴胡6克，枳壳9克，桔梗12克，甘草6克。

【功效】 益气活血。

【方解】 人参、黄芪补益心气，桃仁、红花、川芎活血化瘀，丹参、赤芍、当归养血活血，柴胡、枳壳、桔梗行气豁痰宽胸，甘草调和药物。水煎服，每日一剂。

【方二】 人参养荣汤 （《太平惠民和剂局方》）

【组成】 人参9克，黄芪15克，煨白术12克，茯苓12克，远志9克，陈皮12克，五味子12克，当归12克，白芍12克，熟地黄12克，桂心6克，炙甘草6克。

【功效】 益气活血。

【方解】 方中人参大补元气，配以黄芪、白术、茯苓、陈皮、甘草补益中气；当归、白芍、熟地养血调经；五味子益气养心；远志宁心安神；桂心温阳和营。水煎服，每日一剂。

2. 寒凝心脉证

【主症】 胸痛彻背，胸闷气短，心悸不宁，神疲乏力，形寒肢冷，舌质淡黯，苔白腻，脉沉无力，迟缓，或结、代。

【方一】 当归四逆汤加减 （《伤寒论》）

【组成】 当归12克，白芍9克，桂枝9克，附子6克，细辛3克，人参9克，炙甘草6克，通草6克，三七9克，大枣12枚。

【功效】 温补心阳，散寒通脉。

【方解】 本方中当归补血活血；白芍和营养血；桂枝温通经脉，宣通阳气；细辛温经散寒；通草通利经脉；炙甘草、大枣、人参益气养血，三七活血化瘀。三七研末冲服，余药水煎服，每日一剂。

【方二】 瓜蒌薤白白酒汤 （《金匮要略》）

【组成】 瓜蒌15克，薤白10克，制半夏10克，桂枝10克，枳实10克，制附子5克，丹参20克，檀香6克。

【功效】 通阳散结，祛痰行气。

【方解】 瓜蒌、薤白利气宽胸；桂枝温经通阳；制半夏降逆止呕；制附子温补肾阳，填精益髓；丹参、檀香行气活血化瘀。水煎服，每日一剂，每日2剂。

3. 正虚阳脱证

【主症】 心胸绞痛，胸中憋闷，或有窒息感，喘促不宁，心慌，面色苍白，大汗淋漓，烦躁不安，或表情淡漠，重则神志昏迷，四肢厥冷，口开目合，手撒遗尿。脉疾数无力，或脉微欲绝。

【方一】 四逆加人参汤加味 （《伤寒论》）

【组成】 红参15克，熟附子15克，肉桂6克，山萸肉12克，龙骨10克，牡蛎10克，玉竹12克，炙甘草6克。

【功效】 回阳救逆，益气固脱。

【方解】 红参大补元气，附子、肉桂温阳，山萸肉、龙骨、牡蛎固脱，玉竹、炙甘草养阴益气。水煎服，每日一剂。

【方二】 参附汤 （《正体类要》）

【组成】 人参12克，熟附子15克。

【功效】 回阳救逆，益气固脱。

【方解】 方中人参大补元气，附子温肾壮阳，二药合用以奏益气回阳固脱之功。水煎服，每日一剂。

高血压

高血压属于中医的“眩晕”范畴，是以头晕眼花为主的一种病证，轻者闭目可止，重者如坐舟船，旋转不定，不能站立，或伴有恶心、呕吐、汗出，甚则昏倒等症状。眩晕最早见于《黄帝内经》，称之为“眩冒”。在《黄帝内经》对本病的病因病机作了较多的论述，认为眩晕属肝所主，与髓海不足、血虚、邪中等多种因素有关。如《素问·至真要大论》云：“诸风掉眩，皆属于肝”。《灵枢·海论》曰：“髓海不足，则脑转耳鸣，胫酸眩冒”；《灵枢·卫气》说：“上虚则眩”。

1. 肝阳上亢证

【主症】眩晕，耳鸣，头目胀痛，口苦，失眠多梦，遇烦劳郁怒而加重，甚则仆倒，颜面潮红，急躁易怒，肢麻震颤，舌红苔黄，脉弦或数。

【方一】天麻钩藤饮（《杂病证治新义》）

【组成】天麻9克，钩藤12克，石决明18克，栀子9克，黄芩9克，川牛膝12克，杜仲9克，益母草9克，桑寄生9克，夜交藤9克，朱茯神9克。

【功效】平肝潜阳，清火息风。

【方解】本方为治疗兼有热象的肝阳上亢，肝风内动证的常用方。方中天麻、钩藤平肝息风；石决明性味咸平，功能平肝潜阳，除热明目，与天麻、钩藤合用，加强平肝息风之力；川牛膝活血化瘀，引气血下行；黄芩、栀子清肝泻火；益母草活血利水；杜仲、桑寄生补益肝肾；夜交藤、朱茯神安神定志。合而用之，共成平肝息风，清热活血，补益肝肾之剂。水煎服，每日一剂。

【方二】羚角钩藤汤（《通俗伤寒论》）

【组成】羚羊角4.5克，钩藤9克，桑叶6克，菊花9克，鲜生地黄15克，生白芍9克，川贝母12克，鲜竹茹12克，茯神木9克，生甘草3克。

【功效】平肝潜阳，清火息风。

【方解】羚羊角、钩藤凉肝息风解痉；桑叶、菊花轻清宣透；生地黄、白芍、甘草滋阴柔肝缓急；贝母、竹茹清热化痰；茯神宁心安神。水煎服，每日一剂。

2. 气血亏虚证

【主症】眩晕动则加剧，劳累即发，面色㿠白，神疲乏力，倦怠懒言，唇甲不华，发色不泽悸少寐，纳少腹胀，舌淡苔薄白，脉细弱。

【方一】归脾汤（《济生方》）

【组成】白术30克，茯神30克，黄芪30克，龙眼肉30克，酸枣仁30克，人参15克，木香15克，炙甘草8克，当归3克，炙远志3克，生姜6克，大枣1枚。

【功效】补益气血，调养心脾。

【方解】方中黄芪甘微温，补脾益气；龙眼肉甘温，既能补脾气，又能养心血，共为君药。人参、白术甘温补气，与黄芪相配，加强补脾益气之功；当归甘辛微温，滋养营血，与龙眼肉相伍，增加补心养血之效，均为臣药。茯神、酸枣仁、远志宁心安神；木香理气醒脾，与补气养血药配伍，使补而不滞，俱为佐药。炙甘草补气健脾，调和诸药，为使药。加生姜、大枣，水煎服，每日一剂。

【方二】八珍汤（《正体类要》）

【组成】人参3克，白术3克，白茯苓3克，当归3克，白芍3克，川芎3克，熟地黄3克，炙甘草1.5克，姜、枣适量。

【功效】补益气血，调养心脾。

【方解】人参、白术、白茯苓、甘草补气健脾；熟地黄、白芍、当归、川芎补血活血。全方合用，气血双补。水煎服，每日一剂。

3. 肾精不足证

【主症】眩晕日久不愈，精神萎靡，腰酸膝软滑泄，耳鸣齿摇；或颧红咽干，五心烦热淡嫩，舌红少苔，脉弱尺甚。少寐多梦，健忘，两目干涩，视力减退；或遗精舌红少苔，脉细数；或面色㿠白，形寒肢冷，舌淡苔白，脉沉迟。

【方一】左归丸（《景岳全书》）

【组成】熟地黄250克，山药120克，枸杞120克，山萸肉120克，菟丝子120克，鹿角胶120克，龟板胶120克，川牛膝90克。

【功效】滋养肝肾，益精填髓。

【方解】方中熟地黄滋肾填阴；山萸肉养肝滋肾，涩精敛汗；枸杞子补肾益精，养肝明目；龟鹿二胶，峻补精髓，兼顾阴阳；菟丝子、川牛膝益肝肾，强筋骨。诸药合用，共奏滋阴补肾，填精益髓之功。上药炼蜜为丸，每次9克，早、晚空腹时，淡盐汤送下。

【方二】六味地黄丸（《小儿药证直诀》）

【组成】熟地黄15克，山茱萸12克，泽泻15克，牡丹皮12克，山药12克，茯苓10克。

【功效】滋养补肾。

【方解】方用熟地黄、山茱萸滋补肾阴；泽泻、牡丹皮泄浊；茯苓、山药健脾益气以滋生化之源。水煎服，每日一剂。

4. 痰湿中阻证

【主症】眩晕，头重昏蒙，或伴视物旋转，胸闷恶心，舌苔白腻，脉滑。

【方名】半夏白术天麻汤（《医学心悟》）

【组成】半夏9克，天麻6克，茯苓6克，陈皮6克，白术15克，甘草3克。

【功效】化痰祛湿，健脾和胃。

【方解】方中半夏燥湿化痰，降逆止呕；天麻平肝息风；茯苓、白术健脾除湿以杜绝生痰之源；陈皮理气化痰；甘草调和诸药。加生姜一片，大枣二枚，水煎服，每日一剂。

5. 瘀血阻窍证

【主症】眩晕，头痛，兼见健忘脉涩或细涩。失眠，心悸，精神不振，耳鸣耳聋，面唇紫暗，舌暗有瘀斑。

【方一】通窍活血汤（《医林改错》）

【组成】赤芍3克，川芎3克，桃仁6克，红花9克，麝香0.15克，老葱6克。

【功效】祛瘀生新，活血通窍。

【方解】方中桃仁、红花直入血分，以行血中之滞，为君药。赤芍、川芎养血。老葱、麝香通上下之气，气通则血活，以调和营卫。全方共奏调气活血，通窍止痛。麝香研末吞服，余药加生姜三片，大枣七个，水煎服，每日一剂。

【方二】桃红四物汤（《医宗金鉴》）

【组成】桃仁10克，红花12克，熟地黄10克，川芎10克，白芍10克，当归10克。

【功效】祛瘀活血通窍。

【方解】方中当归、川芎、白芍、熟地黄养血活血；桃仁、红花活血化瘀。水煎服，每日一剂。

卒中

“卒中”通常称为“中风”或“脑血管意外”属于急性脑血管疾病。对中风认识早在《黄帝内经》中就有“薄厥”等记载。在唐宋以前，以“外风”学说为主，多从“内虚邪中”立论。张仲景认为“络脉空虚”，风邪入中是本病发生的主因，并以邪中深浅、病情轻重而分为中经中络、中脏中腑。在治疗上，主要以疏风散邪，扶助正气为法。唐宋以后，突出以“内风”立论，是中风病因学说的一大转折。明代张景岳认为本病与外风无关，而倡导“非风”之说，并提出“内伤积损”的论点。《景岳全书》言："非风一症，即时人所谓中风症也。此症多见卒倒，卒倒多由昏愦，本皆内伤积损颓败而然，原非外感风寒所致。"叶天士始明确以"内风"立论，王清任指出中风半身不遂，偏身麻木是由于"气虚血瘀"所致，立补阳还五汤治疗偏瘫，至今仍为临床常用。

1. 阴虚风动证

【主症】平素头晕耳鸣，腰酸，突然发生口眼㖞斜，言语不利，手指困动，甚或半身不遂，舌质红，苔腻，脉弦细数。

【方一】镇肝熄风汤加减 （《医学衷中参西录》）

【组成】怀牛膝30克，生赭石30克，生龙骨15克，生牡蛎15克，生龟板15克，生杭芍15克，玄参15克，天冬15克，川楝子6克，生麦芽6克，茵陈6克，甘草4.5克。

【功效】滋阴潜阳，息风通络。

【方解】方中怀牛膝归肝肾经，重用以引血下行，并有补益肝肾之效,《本早经疏》谓其"走而能补，性善下行"；又用代赭石镇肝降逆；龙骨、牡蛎、龟板、生杭芍益阴潜阳，镇肝息风；玄参、天冬以滋阴清热，壮水涵木；肝喜条达而恶抑郁，纯用重镇之品以强制之，势必影响其条达之性，故用茵陈、川楝子、生麦芽清泄肺热，疏肝理气，以利于肝阳的平降镇潜；甘草调和诸药，与生麦芽相配，并能和胃调中，防止金石类药物碍胃之弊。本方配伍特点，重用镇潜诸药，配伍滋阴之品，镇潜以治标，滋阴以治其本，标本兼顾，以治标为主，诸药合用，共奏镇肝息风之效。水煎服，每日一剂。

【方二】建瓴汤 （《医学衷中参西录》）

【组成】生怀山药30克，怀牛膝30克，生赭石24克，生龙骨18克，生牡蛎18克，生地黄18克，生杭芍12克，柏子仁12克。

【功效】滋阴潜阳，息风通络。

【方解】生赭石能镇肝息风，其下行之力又能通大便；牛膝引血下行，生地黄、生杭芍能清热滋阴；生龙骨、生牡蛎镇肝潜阳，安神。水煎服，每日一剂。

2. 风阳上扰证

【主症】平素头晕头痛，耳鸣目眩，突然发生口眼㖞斜，舌强语謇，或手足重滞，甚则半身不遂等症，舌质红苔黄，脉弦。

【方一】天麻钩藤饮（《杂病证治新义》）

【组成】天麻9克，钩藤12克，石决明18克，栀子9克，黄芩9克，川牛膝12克，杜仲9克，益母草9克，桑寄生9克，夜交藤9克，朱茯神9克。

【功效】平肝潜阳，活血通络。

【方解】方中天麻、钩藤平肝息风；石决明性味咸平，功能平肝潜阳，除热明目，与天麻、钩藤合用，加强平肝息风之力；川牛膝活血化瘀，引气血下行；黄芩、栀子清肝泻火；益母草活血利水；杜仲、桑寄生补益肝肾；夜交藤、朱茯神安神定志。合而用之，共成平肝息风，清热活血，补益肝肾之剂。水煎服，每日一剂。

【方二】钩藤饮（《医宗金鉴·幼科杂病心法要诀》）

【组成】人参3克，全蝎（去毒）0.9克，羚羊角（磨粉冲服）0.3克，天麻6克，炙甘草6克，钩藤9克。

【功效】平肝潜阳，活血通络。

【方解】天麻、钩藤平肝息风清热；人参健脾益气，以防太过；全蝎、羚羊角息风止痉；炙甘草调和诸药。水煎服，每日一剂。

3. 风痰入络证

【主症】肌肤不仁，手足麻木，突然发生口眼㖞斜，语言不利，口角流涎，舌强语謇，甚则半身不遂，或兼见手足拘挛，关节酸痛等症，舌苔薄白，脉浮数。

【方一】化痰通络汤（《经验方》）

【组成】半夏12克，茯苓9克，白术12克，胆南星6克，天竺黄9克，天麻9克，香附6克，丹参12克，大黄6克。

【功效】祛风化痰通络。

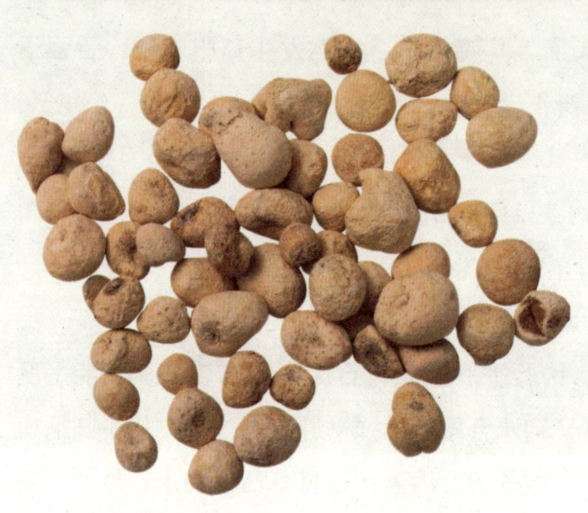

【方解】方中半夏、茯苓、白术健脾化湿；胆南星、天竺黄清热化痰；天麻平肝息风；香附疏肝理气，调畅气机，助脾运以化湿；又配以丹参活血化瘀；大黄通腑泻热凉血，以防腑实，此大黄用量宜轻，以涤痰积滞为度，不可过量。水煎服，每日一剂。

【方二】大秦艽汤（《医方集解》）

【组成】秦艽12克，川芎8克，独活8克，当归8克，白芍9克，石膏8克，甘草3克，羌活6克，防风8克，白芷8克，黄芩8克，白术12克，云苓10克，生地黄10克，熟地黄10克，细辛2克。

【功效】祛风化痰通络。

【方解】本方证以风邪为病因，病位在经络，病机为正气先虚，风邪乘虚入内，引致血气痹阻。方中秦艽祛风通络；羌活、独活、防风、白芷、细辛祛风散邪；当归、白芍、熟地黄、川芎养血柔筋，活血通络；白术、云苓益气健脾；黄芩、石膏、生地黄清热凉血；甘草调和诸药。水煎服，每日一剂。

4. 痰热腑实证

【主症】素有头痛眩晕，心烦易怒，突然发病，半身不遂，口舌歪斜，舌强语謇或不语，神识欠清或昏糊，肢体强急，痰多而黏，伴腹胀，便秘，舌质暗红，或有瘀点瘀斑，苔黄腻，脉弦滑或弦涩。

【方一】桃仁承气汤（《伤寒论》）

【组成】桃仁12克，大黄12克，桂枝6克，甘草6克，芒硝6克。

【功效】通腑泄热，息风化痰。

【方解】方中桃仁与大黄并用为君，桃仁活血破瘀，大黄破瘀泻热，两者配伍，瘀热并治；桂枝通行血脉；水煎服，每日一剂。

【方二】星蒌承气汤（《验方》）

【组成】胆南星10克，全瓜蒌15克，生大黄10克，芒硝10克，白薇10克，地骨皮10克。

【功效】通腑泄热，息风化痰。

【方解】承气汤通腑泻热，胆南星化痰息风定惊；全瓜蒌化痰开胸除痹；白薇、地骨皮清热凉血。水煎服，每日一剂。

5. 痰火瘀闭证

【主症】起病骤急，神昏或昏愦，半身不遂，烦躁不安，彻夜不眠，面赤身热，气粗口臭，躁扰不宁，苔黄腻。

【方名】羚角钩藤汤（《通俗伤寒论》）

【组成】羚羊角4.5克，钩藤9克，桑叶6克，菊花9克，鲜生地黄15克，生白芍9克，川贝母12克，鲜竹茹12克，茯神木9克，生甘草3克。

【功效】息风清火，豁痰开窍。

【方解】方中羚羊角入肝经，凉肝息风；钩藤清热平肝，息风解痉，共为君药。配伍桑叶、菊花辛凉疏泄，清热平肝息风，以加强凉肝息风之效，用为臣药。鲜生地黄、生白芍、生甘草三味相配，酸甘化阴，滋阴增液，柔肝舒筋，上述药物与羚羊角、钩藤等清热凉肝息风药并用，标本兼顾，可以加强息风解痉之功；邪热亢盛，每易灼津成痰，故用川贝母、鲜竹茹以清热化痰；热扰心神，又以茯神木平肝，宁心安神，以上俱为佐药。生甘草调和诸药，又为使药。本方的配伍特点是以凉肝息风药为主，配伍滋阴化痰、安神之品，故为凉肝息风的代表方剂。水煎服，每日一剂。

6. 阴竭阳亡证

【主症】 突然昏仆，不省人事，目合口张，鼻鼾息微，手撒肢冷，汗多，大小便自遗，肢体软，阴阳欲绝。

【方一】 参附汤 （《正体类要》）

【组成】 人参12克，熟附子15克。

【功效】 益气回阳固脱。

【方解】 方中人参大补元气，附子温肾壮阳，二药合用以奏益气回阳固脱之功。亦可用参麦注射液或生脉注射液静脉滴注。水煎服，每日一剂。

【方二】 四逆加人参汤 （《伤寒论》）

【组成】 红参15克，熟附子15克，肉桂6克，山萸肉12克，龙骨10克，牡蛎10克，玉竹12克，炙甘草6克。

【功效】 益气回阳固脱。

【方解】 红参大补元气，附子、肉桂温阳，山萸肉、龙骨、牡蛎固脱，玉竹、炙甘草养阴益气。水煎服，每日一剂。

慢性肝炎

慢性病毒性肝炎，多由乙型或非甲非乙型急性肝炎迁延不愈而成。一般病程在6个月以上要包括慢性迁延性肝炎和慢性活动性肝炎两类，原因尚未明了，可能与患者年龄、营养及免疫状态、治疗延误、过早活动、继发感染等因素有关。

本病与中医“胁痛”“黄疸”等病有相似之处，慢性肝炎有无黄疸，其成因与正虚及湿热有很大关系。正气不能驱邪外出，湿热疫毒之邪长期羁伏于体内，正邪双方于长期对峙局面，导致病情迁延不愈而成为急慢性肝炎的基本病机。慢性肝炎病变脏腑主要是肝、脾、肾，以气虚、阴虚多见，其病邪除湿热疫毒外，尚有气滞、血瘀。慢性肝炎的治疗，攻邪在于化毒，补正在于护肝，但攻邪不能拔苗助长，补正要防塞碍运化。调气不宜破气，散瘀不宜破血；解毒不宜专任苦寒，化湿不宜过用苦燥；既要调益整体，又要着眼于局部；既活肝之用，又活肝之体。

1. 肝胆湿热证

【主症】 身目俱黄，黄色鲜明，发热口渴，心中懊恼，口干而苦，恶心欲吐，腹满胁痛，大便秘结或呈灰白色，小便短黄。舌红、苔黄腻，脉弦数。

【方一】 茵陈蒿汤 （《伤寒论》）

【组成】 茵陈20克，栀子10克，大黄10克。

【功效】 清热利湿，佐以泻下。

【方解】 方中重用茵陈为君药，以其善能利湿退黄，为黄疸之主药。臣以栀子清热降火，通利三焦，引湿热自小便而出。佐以大黄泻热逐瘀，通利大便，导瘀热由大便而下。三药合用，以利湿与泄热相伍，使二便通利，前后分消，湿热得行，瘀热得下，则黄疸自退。后二药加水500mL，煮沸10～15分钟后，再将茵陈加入其中，沸后取汁300mL，分2次服。

【方二】 三石汤 （《温病条辨》）

【组成】 生石膏30克，寒水石30克，滑石15克，金银花15克。

【功效】 清热利湿，佐以泄下。

【方解】 方中生石膏、寒水石为君；滑石、金银花为臣。水煎服，每日一剂。

2. 湿困脾胃证

【主症】 身目俱黄，黄色晦滞，头重身困，胸脘痞满，恶心纳少，腹胀，大便溏垢。苔腻微黄，脉弦滑或濡缓。

【方一】 茵陈五苓散 （《金匮要略》）

【组成】 茵陈15克，云苓15克，白术10克，猪苓20克，泽泻15克，桂枝6克。

【功效】 利湿化浊，佐以清热。

【方解】 本方为五苓散加茵陈组成，方中重用泽泻为君，取其甘淡性寒，直达肾与膀胱，利水渗湿。臣以云苓、猪苓之淡渗，增强利水渗湿之力。佐以白术健脾而运化水湿，转输精津，使水精四布，而不直驱于下。又佐以桂枝，一药二用，既外解太阳之表，又内助膀胱气化。先将后5味药水煎沸后再加茵陈，稍候取汁300mL，分2次服。

【方二】 四苓散加减 （《丹溪心法》）

【组成】 茵陈15克，云苓15克，白术10克，猪苓15～20克，泽泻15

克，苍术10克，厚朴10克，陈皮15克，甘草6克。

【功效】利湿化浊，佐以清热。

【方解】方中四苓散利湿化浊；茵陈清热利湿、利胆退黄；厚朴、苍术、陈皮益气健脾、燥湿化痰；甘草调和诸药。水煎服，每日一剂。

3. 热毒炽盛证

【主症】发病急骤，黄疸迅速加深，色黄如金。伴有高热烦渴，神昏谵语，或见衄血，便血，肌肤瘀斑。舌质红绛，苔黄而燥，脉弦滑数。

【方一】犀角散（《备急千金要方》）

【组成】犀角（水牛角代）1.5～3克，黄连10～15克，栀子15克，升麻12克，茵陈30克。

【功效】清热解毒，凉营开窍。

【方解】用犀角清热凉血；黄连清上焦之热；栀子清泄肝经之火；茵陈利湿退黄；升麻助犀角以增清热解毒之功。全方具有清热解毒凉血之功。水煎服，每日一剂。

【方二】黄连解毒汤（《外台秘要》）

【组成】黄连90克，黄芩60克，黄柏60克，栀子（14枚擘）。

【功效】清热解毒，凉营开窍。

【方解】本方中黄连、黄芩、黄柏苦寒泄降，清热解毒，其中黄连清上、中焦火热；黄芩清上焦火热；黄柏清下焦火热。栀子清泻三焦，导热外出。水煎服，每日一剂。

4. 寒凝阳衰证

【主症】病程较长，身目俱黄，黄色晦暗，纳少脘闷，或腹胀便溏，神疲畏寒，口淡不渴。舌淡，苔白腻，脉濡缓或沉迟。

【方一】茵陈术附汤（《医学心悟》）

【组成】茵陈15～20克，白术10克，制附子10克，干姜3克，肉桂3克，甘草10克。

【功效】温中化湿，健脾和胃。

【方解】本方温化凝滞，利湿退黄。方中茵陈除湿利胆退黄，附子、干姜温中散寒，佐以白术、甘草健脾和胃。水煎服，每日一剂。

【方二】附子理中丸加减（《太平惠民和剂局方》）

【组成】熟附子10克，人参15克，白术10克，干姜10克，炙甘草6克。

【功效】温中化湿，健脾和胃。

【方解】方以辛热之附子、干姜温中焦脾胃而祛里寒；人参大补元气，白术健脾燥湿，炙甘草益气和中。诸药合用，温中化湿，健脾和胃。水煎服，每日一剂。

糖尿病

中医认为，消渴是由肺、胃、肾三脏的阴亏，水谷转输失常所致的疾病。基本病机是阴虚燥热，阴虚为本，燥热为标，二者互为因果，燥热甚则阴愈虚，阴愈虚则燥热愈甚。病变脏腑在肺、脾、肾三者之中可各有偏重，互相影响。早期阴虚火旺，中期伤气出现气阴两虚，晚期阴损及阳导致阴阳双亏。

1. 阴虚燥热证

【主症】渴多饮，随饮随渴，咽干舌燥，多食善饥，溲赤便秘，舌红少津苔黄。脉滑数或弦数。

【方一】消渴方（《金匮翼方》）

【组成】天花粉30克，黄连10克，生地黄30克，百合10克，人乳汁10克。

【功效】养阴清热。

【方解】方中重用天花粉以生津止渴，配以黄连清心降火；生地黄、藕汁、人乳汁、百合养阴润燥增液；姜汁佐以和胃防苦寒伤胃。水煎服，每日一剂。

【方二】知柏地黄丸（《医宗金鉴》）

【组成】熟地黄24克，山萸肉12克，山药12克，泽泻9克，茯苓9克，牡丹皮9克，知母9克，黄柏9克。

【功效】养阴清热，补益肝肾。

【方解】方中重用熟地滋阴补肾，益髓填精；山萸肉补肝肾，山药益脾阴，两者皆能固精；泽泻利湿泄浊；丹皮清泻相火；茯苓淡渗脾湿；知母、黄柏清热泻火，滋阴润燥。上为末，炼蜜为丸，如梧桐子大。每服6克，空腹温水送下。

2. 气阴两虚证

【主症】乏力，气短，自汗，动则加重，口干舌燥，多饮多尿，五心烦热，大便秘结，腰膝酸软，舌淡或舌红暗，舌边有齿痕，苔薄白少津，或少苔，脉细弱。

【方一】生脉饮（《医学启源》）

【组成】人参10克，麦冬30克，五味子15克。

【功效】益气养阴。

【方解】方中人参补益元气，生津止渴；麦冬养阴生津；五味子敛津生液。水煎服，每日一剂。

【方二】玉女煎（《景岳全书》）

【组成】熟地黄12克，石膏15克，知母10克，牛膝10克，麦冬10克。

【功效】益气养阴。

【方解】方中石膏辛甘大寒，清阳明有余之火而不损阴，故为君药。熟地黄甘而微温，以滋肾水之不足，用为臣药。君臣相伍，清火壮水，虚实兼顾。知母苦寒质润、滋清兼备，一助石膏清胃热而止烦渴，一助熟地黄滋养肾阴；麦冬微苦甘寒，助熟地黄滋肾，而润胃燥，且可清心除烦，二者共为佐药。牛膝导热引血下行，且补肝肾，为佐使药，以降上炎之火，止上溢之血。水煎服，每日一剂。

3. 阴阳两虚证

【主症】乏力自汗，形寒肢冷，腰膝酸软，耳轮焦干，多饮多尿，混浊如膏，或浮肿少尿，或五更泻，阳痿早泄，舌淡苔白，脉沉细无力。

【方名】金匮肾气丸（《金匮要略》）

【组成】熟地黄24克，山药12克，山茱萸12克，泽泻9克，茯苓9克，牡丹皮9克，桂枝3克，炮附子3克。

【功效】温阳育阴。

【方解】方中熟地黄滋阴补肾为君药。山茱萸、山药补脾养肝而益精血；附子、桂枝助命门以温阳化气，共为臣药。泽泻、茯苓利水渗湿泄浊；牡丹皮清泄肝火，皆为佐药。诸药合用，阴中求阳，少火生气，共奏补肾助阳之功。上为细末，炼蜜为丸。每次6克，日2次，酒送下。

4. 血瘀兼证

【主症】上述各证型均可兼见血瘀证候，如面有瘀斑，肢体疼痛，麻木，头痛，胸痛，胁痛，半身不遂，舌有瘀斑，或舌下静脉青紫或怒张，血液流变性异常，微循环障碍等。

【方一】桃红四物汤（《医宗金鉴》）

【组成】桃仁10克，红花12克，熟地黄10克，川芎10克，白芍10克，当归10克。

【功效】活血化瘀。

【方解】方中当归、川芎、白芍、熟地黄养血活血；桃仁、红花活血化瘀。水煎服，每日一剂。

【方二】血府逐瘀汤（《医林改错》）

【组成】川芎5克，桃仁12克，红花9克，赤芍6克，柴胡3克，桔梗5克，枳壳6克，牛膝9克，当归9克，生地黄9克，甘草6克。

【功效】活血化瘀。

【方解】本方中当归、赤芍、川芎、桃仁、红花活血化瘀；柴胡疏肝解郁；枳壳、桔梗开胸行气；牛膝引热下行；生地黄清热养阴；甘草调和诸药。水煎服，每日一剂。

5. 阴阳欲绝证

【主症】本证型多见于糖尿病酮症酸中毒昏迷或糖尿病高渗性昏迷患者，表现为神志淡漠，迟钝木僵，嗜睡昏迷，气急深大，呼吸有酮味，皮肤干燥，多尿，舌红干，脉微细欲绝或脉细微而数。

【方一】生脉散（《医学启源》）

【组成】人参9克，麦冬9克，五味子6克。

【功效】救阴回阳。

【方解】方中人参大补元气，回阳救逆；麦冬、五味子敛阴生津，清热止渴。水煎服，每日一剂。

【方二】参附汤（《正体类要》）

【组成】人参12克，熟附子15克。

【功效】救阴回阳。

【方解】方中人参大补元气，附子温肾壮阳，二药合用以奏益气回阳固脱之功。亦可用参麦注射液或生脉注射液静脉滴注。水煎服，每日一剂。

骨质疏松

骨质疏松是一种全身性骨病，表现为单位体积骨量降低，骨质有机成分生成不足，继发钙盐沉著减少。骨质疏松的发病率与性别、年龄、种族、地区、饮食习惯等因素有关，女性的发病率大大高于男性。骨质疏松是一种衰老的表现，如果骨质疏松伴有骨折、明显腰背痛或神经症状，应视为一种疾病。骨质疏松可分为原发性骨质疏松，不伴随引起骨质疏松状态的其他疾患或紊乱；继发性骨质疏松多由于内分泌腺功能紊乱引起。

1. 肾精不足证

【主症】周身骨痛，骨骼变形，腰膝酸软，筋脉拘急，消瘦憔悴，步履蹒跚，反应迟钝，成人则表现为早衰，发落齿摇、阳痿遗精、耳鸣耳聋、健忘等症状；小儿则出现生长发育迟缓，身材矮小，智力低下，五迟五软，易惊盗汗或抽搐，舌体瘦小光红，脉细弱。

【方名】六味地黄汤（《小儿药证直诀》）

【组成】熟地黄15克，山茱萸12克，泽泻15克，牡丹皮12克，丹参12克，茯苓15克，山药12克，何首乌12克，女贞子12克，墨旱莲12克，大黄6克。

【功效】 滋补肝肾，强筋壮骨。

【方解】 方用熟地黄、山茱萸滋补肾阴，泽泻，牡丹皮泄浊、茯苓、山药健脾益气以滋生化之源，加何首乌、女贞子、墨旱莲以补益肝肾，大黄降浊，丹参活血通络。每日1剂，水煎服，每日一剂。

2. 脾肾气虚证

【主症】 腰背四肢关节疼痛，四肢无力，肌肉衰萎，昼轻夜重，骨骼变形，活动不利，面色白，口淡、自汗，面浮肢肿，夜尿增多，少气懒言，肠鸣腹痛，便溏或五更泄泻，舌淡胖嫩苔白或水滑，脉弦沉无力或迟细。

【方名】 理中丸加减（《伤寒论·辨霍乱病脉证并治》）

【组成】 熟地黄124克，山药12克，山萸肉10克，枸杞子12克，菟丝子12克，鹿角胶12克，杜仲12克，肉桂5克，当归9克，熟附片6克，党参12克，白术12克，炙甘草12克，干姜9克。

【功效】 补益脾肾。

【方解】 方中制附子、肉桂温补命门之火，以强状肾气；熟地黄、枸杞子、山萸肉、杜仲、菟丝子养血补肾生精；党参、山药、白术、炙甘草健脾益气；干姜温振脾阳；当归养血和营；鹿角胶为血肉有情之品温养督脉。上药为末，酒糊丸或粥丸。每丸重9克，每次1丸，日服二次。空腹淡盐汤或温开水送下。

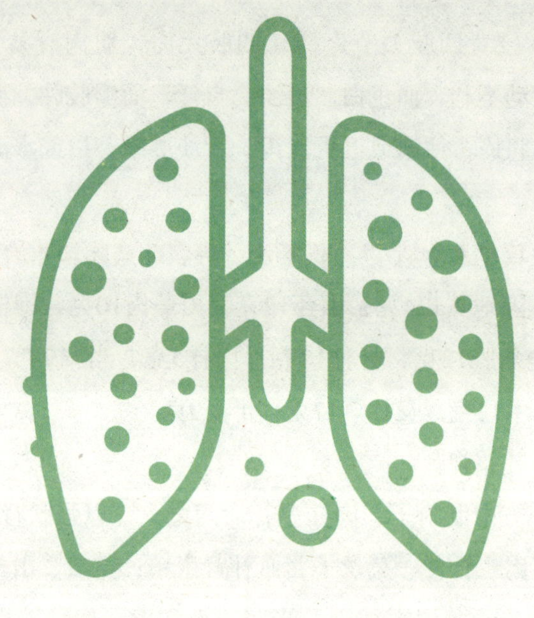

外科疾病篇

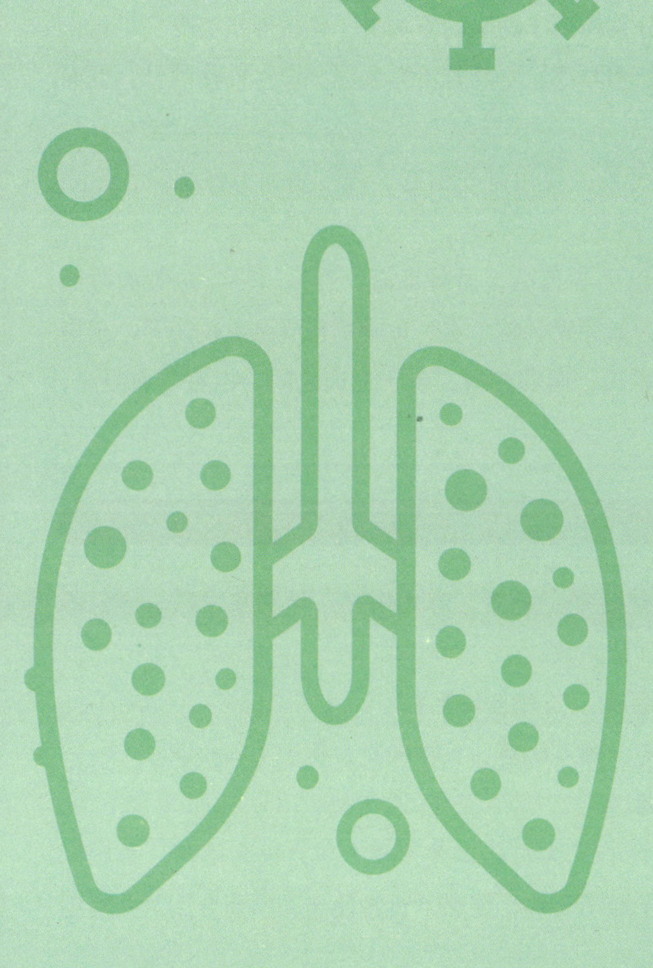

手足部疔疮

手足部疔疮是指发生于手足部的急性化脓性疾患。由于发病部位、形态及预后不同，而有多种病名。临床较为常见的有蛇眼疔、蛇头疔、蛇腹疔、托盘疔等，分别相当于西医的甲沟炎、化脓性指头炎、手指化脓性腱鞘炎、掌中间隙感染等。本病若治疗失误，容易损伤筋骨，继而影响手足功能。

手部急性化脓性感染主要由外伤引起，很少由血源性感染，致病菌以金黄色葡萄球菌为主。

中医认为，该病由火毒蕴结，血凝毒滞，经络阻隔，热胜肉腐而成。其诱因常为外伤，如针尖、竹、木、鱼骨刺伤或昆虫咬伤等，感染毒气；内因脏腑蕴热蓄积，两邪相搏，阻于皮肉之间，以致气血凝滞，经络阻隔而发病。

1. 火毒蕴结证

【症状】 局部焮热疼痛、肿胀、麻木作痒；伴恶寒发热、周身不适等症。舌红，苔黄，脉弦数。

【方一】 黄连解毒汤（《外台秘要》）

【组成】 黄连90克，黄芩60克，黄柏60克，栀子（14枚擘）。

【功效】 泻火解毒。

【方解】 黄连清泻心火为君药，黄芩清上焦之火为臣药，黄柏泻下焦之火为佐药，栀子通泻三焦，导热下行为使药，四药合用，共奏泻火解毒之功。水煎服，每日一剂。

【方二】 五味消毒饮 （《医宗金鉴》）

【组成】 金银花20克，野菊花15克，蒲公英15克，紫花地丁15克，紫背天葵子15克。

【功效】 清热解毒，消散疔疮。

【方解】 方中用金银花清热解毒，消散痈肿；紫花地丁、紫背天葵子、野菊花、蒲公英均有清热解毒之功，诸药合用，清热解毒之力尤强。加酒少量通行血脉以助药效。水煎服后加酒一、二勺和服，每日一剂，药渣可捣烂敷患部。

2. 热毒炽盛证

【症状】 脓毒蕴结患处肿势增大，红肿显著，疼痛剧烈如鸡啄，患部中软而应指，功能受限；伴恶寒发热，食少纳呆，大便秘结，小便黄；舌红，苔黄，脉数。

【方名】 五味消毒饮合 （《医宗金鉴》）

【组成】 金银花20克，野菊花15克，蒲公英15克，紫花地丁15克，紫背天葵子15克，生黄芪12克，当归6克，川芎9克，穿山甲3克，皂角刺5克。

【功效】 清热解毒，消散疔疮，托毒溃脓。

【方解】 方中用金银花清热解毒，消散痈肿；紫花地丁、紫背天葵子、野菊花、蒲公英均有清热解毒之功；生黄芪大补元气，托毒排脓；当归、川芎养血活血；穿山甲、皂角刺善穿透消散，软坚溃脓，直达病所；诸药合用，清热解毒之力尤强。加酒少量通行血脉以助药效。水煎服后加酒一、二勺和服，每日一剂，药渣可捣烂敷患部。

暑疖

暑疖因暑天而发，故而得名，又叫热疖。暑疖初起局部皮肤潮红，次日发生肿痛，根脚很浅，范围局限。西医学认为本病多由抵抗力低、个人卫生不注意、局部皮肤擦破等情况下感染金黄色葡萄球菌所致。中医学认为夏秋季节，气候炎热，强光下曝晒，受暑湿热毒引起；或因痱子反复搔抓，破伤染毒而发本病。

暑湿蕴结证

【症状】 患部疮形突起，形状似锥，疼痛剧烈，按之陷软，破出黄脓，伴全身发热，头疼不适，胸闷少食，小便短少，苔薄黄，脉数。

【方名】 五味消毒饮（《医宗金鉴》）

【组成】 金银花20克，野菊花15克，蒲公英15克，紫花地丁15克，紫背天葵子15克。

【功效】 清热解毒，消散疔疮。

【方解】 方中用金银花清热解毒，消散痈肿；紫花地丁、紫背天葵子、野菊花、蒲公英均有清热解毒之功，诸药合用，清热解毒之力尤强。加酒少量通行血脉以助药效。水煎服后加酒一、二勺和服，每日一剂，药渣可捣烂敷患部。

甲状腺结节

本病是一种自身免疫性疾病，中医称之为瘿。本病表现为颈前结节或喉两侧满肿或结块，逐渐增大，病程缠绵。

中医认为，瘿病的病因有冲任失调，肝肾不足，心火妄动等，导致气滞、血瘀、痰凝相互交结，其病变机理复杂、互为因果。

1. 肝郁气滞证

【症状】 适用于发病与精神因素有关者，即肿块可随喜怒而消长，痛胀可因情绪而加重或减轻。肿块漫肿软绵为气滞，坚硬如石为气结。伴胸胁胀痛，易怒，舌苔薄白，脉弦滑。

【方一】 四海舒郁丸（《疡医大全》）

【组成】 青木香15克，陈皮6克，海蛤粉6克，海带60克，海藻60克，海螵蛸60克，昆布60克。

【功效】 理气解郁，化痰消痈。

【方解】 方中青木香行气解郁，散结消肿；陈皮理气化痰，健脾和中；海蛤粉、海带、海藻、昆布清热化痰，软坚散结；海螵蛸收涩敛疮。诸药合用，共奏理气解郁，化痰消瘿之功。共研细末，每次9克，每日1～2次，水、酒送下均可。

【方二】 逍遥散（《太平惠民和剂局方》）

【组成】 甘草4.5克，当归9克，茯苓9克，芍药9克，白术9克，柴胡9克。

【功效】 疏肝解郁，理气和血。

【方解】柴胡疏肝解郁，使肝气得以条达。芍药养血敛阴，柔肝缓急；当归养血和血；白术、茯苓、甘草健脾益气。水煎服，每日一剂。

2. 气滞血瘀证

【症状】适用于瘿病肿块色紫坚硬，或不能随吞咽动作上下移动，或肿块表面青筋盘曲及网布红丝，有固定性疼痛。舌质紫黯有瘀点瘀斑，脉濡涩。

【方名】桃红四物汤（《医宗金鉴》）

【组成】桃仁10克，红花12克，熟地黄10克，川芎10克，白芍10克，当归10克。

【功效】养血活血，祛瘀散结。

【方解】桃仁、红花活血化瘀，行气止痛；熟地黄滋阴养血，当归补血养肝，和血调经；白芍养血柔肝，川芎行气活血。诸药相合，活血而不伤血，化瘀而不伤正。水煎服，每日一剂。

3. 痰气郁结证

【症状】肿块位于颈部皮里膜外，按之坚实或有囊性感，尚可随吞咽上下移动，患部无红热变化。舌苔白，舌质淡，脉弦滑。

【方名】海藻玉壶汤（《外科正宗》）

【组成】海藻3克，昆布3克，半夏3克，陈皮3克，青皮3克，连翘3克，贝母3克，当归3克，川芎3克，独活3克，甘草节3克，海带1.5克。

【功效】化痰软坚，消散瘿瘤。

【方解】方中海藻、昆布、海带化痰软坚，为君药。贝母、半夏、连翘化痰散结，为臣药。当归、川芎、独活活血通络，青皮、陈皮疏肝理气，共为佐药。甘草调和诸药，为使药。水煎服，每日一剂。

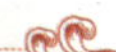

4. 热毒壅盛证

【症状】肿块宣浮肿胀，肿势不能局限而界限不清楚，质地较软，或木硬胀痛，或局部皮肤有红热现象。舌苔薄白或薄黄，舌质淡红，脉浮。

【方名】普济消毒饮（《东垣试效方》）

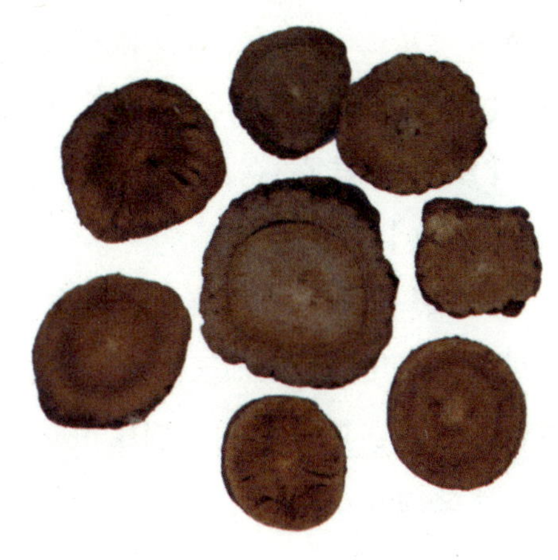

【组成】黄芩（酒炒）15克，黄连（酒炒）15克，陈皮6克，生甘草6克，玄参6克，柴胡6克，桔梗6克，连翘3克，板蓝根3克，马勃3克，牛蒡子3克，薄荷3克，僵蚕2克，升麻2克。

【功效】疏风清热，化痰解毒。

【方解】方中酒连、酒芩清热泻火，祛上焦热毒；牛蒡子、连翘、薄荷、僵蚕辛凉疏散头面风热；玄参、马勃、板蓝根清热解毒；生甘草、桔梗清热利咽；陈皮理气而疏通壅滞；升麻、柴胡疏散风热，并引诸药上达头面。共为粗末，每次15克，水煎服，每日一剂。

5. 肝肾亏虚证

【症状】瘿病有肝肾亏损之症，有颧红、盗汗、耳鸣、头昏目眩，或腰膝酸痛，或月经不调，或烦躁易怒。若合并心火妄动，则症见心悸、心烦、失眠、口苦、舌尖红、脉数者，

【方一】左归丸（《景岳全书》）

【组成】熟地黄250克，山药120克，枸杞子120克，山萸肉120克，菟丝子120克，鹿角胶120克，龟板胶120克，川牛膝90克。

【功效】滋阴补肾，填精益髓。

【方解】方中熟地黄滋肾填阴；山萸肉养肝滋肾，涩精敛汗；枸杞子补肾益精，养肝明目；龟鹿二胶，峻补精髓，兼顾阴阳；菟丝子、川牛膝益肝肾，强筋骨。诸药合用，共奏滋阴补肾，填精益髓之功。上药炼蜜为丸，每次9克，早、晚空腹时，淡盐汤送下。

【方二】交泰丸（《韩氏医通》）

【组成】桂心3克，黄连18克。

【功效】交通心肾。

【方解】方中用黄连清心泻火，以制偏亢之心火；桂心温补肾阳，而助肾之气化。如是则气化行而水津升，心火挫则阳不亢，以恢复水火互济之常态。两药合用，相反相成，共奏交通心肾之功。上药共研细末，水泛为丸。每次2～3克，睡前半小时服。

滑膜炎

滑膜炎是一种无菌性炎症的疾病，属临床上是难以治愈的顽症。膝关节滑膜炎主要是因膝关节扭伤和多种关节内损伤。另一种原因是感染，其中常见的是滑膜结核。

本病又有“鹤膝风”之称，中医认为其发生是膝关节急性损伤后，关节内瘀滞积液，湿热相搏，使膝关节发热、肿痛，热灼筋肉而拘挛，致关节屈伸不利，谓之“痹证挟湿”或“湿气下注”，属中医的“痹证”范围。

1. 急性创伤性滑膜炎

（1）瘀血积滞证

【症状】 局部肿痛、压痛，皮肤暗红，触及有波动感，质较硬，舌红，苔薄黄，脉弦略数。

【方名】 桃红四物汤（《医宗金鉴》）

【组成】 桃仁10克，红花12克，熟地黄10克，川芎10克，白芍10克，当归10克。

【功效】 养血活血，祛瘀止痛。

【方解】 桃仁、红花活血化瘀，行气止痛；熟地黄滋阴养血，当归补血养肝，和血调经；白芍养血柔肝，川芎行气活血，诸药相合，活血而不伤血，化瘀而不伤正。水煎服，每日一剂。

（2）湿邪潴留证

【症状】 肌筋弛弱，肢体酸楚重着疼痛，筋骨萎弱无力，步履艰难，口苦微渴，舌苔白或微黄，脉浮。

【方一】 羌活胜湿汤（《内外伤辨惑论》）

【组成】 羌活6克，独活6克，藁本3克，防风3克，炙甘草3克，川芎3克，蔓荆子2克。

【功效】 祛风胜湿止痛。

【方解】 羌活、独活祛风散寒，除湿止痛；防风祛风除湿；藁本、蔓荆子、川芎祛风散寒除湿以止头身疼痛；炙甘草调和诸药。水煎服，每日一剂。

【方二】 健步虎潜丸（《伤科补要》）

【组成】 龟胶、鹿角胶、豹骨、何首乌、川牛膝、杜仲、锁阳、当归、熟地黄、威灵仙各2份，黄柏、人参、羌活、白芍、白术各1份，大川附子1.5份，蜜糖适量。

【功效】补气血，壮筋骨。

【方解】龟胶、鹿角胶、锁阳、当归、熟地黄补益肝肾，养血和血；豹骨、川牛膝、何首乌、杜仲、威灵仙舒筋活络，强壮筋骨；人参补气；黄柏清热燥湿；羌活祛风散寒，胜湿止痛；白芍、白术补气健脾，养血止痛；附子助阳补火，散寒止痛。共为细末，炼蜜丸为绿豆大。每服10克，空腹淡盐水送下，每日2～3次。

2. 慢性滑膜炎

（1）寒邪凝滞证

【症状】关节剧痛，不可屈伸，畏寒喜热，舌苔薄白，脉沉弦

【方名】乌头汤（《金匮要略》）

【组成】麻黄9克，芍药9克，黄芪9克，炙甘草9克，川乌6克，（用蜜50克，先煎）。

【功效】温经祛湿，散寒止痛。

【方解】川乌配麻黄祛风除湿，散寒止痛，两药相配增强散风寒而温经通痹之力；黄芪、芍药、甘草合用，益气养血，和营缓急，并能制约乌、麻之峻烈。水、蜜煎服，每日一剂。

（2）风邪偏盛证

【症状】患者关节痛无定处，甚者伴有皮疹出现，苔白或黄，脉浮数。

【方名】蠲痹汤（《百一选方》）

【组成】羌活6克，姜黄6克，当归12克，赤芍9克，黄芪12克，防风6克，炙甘草3克，生姜3克。

【功效】祛风除湿，清除肿胀。

【方解】羌活、防风祛风散寒，胜湿止痛；黄芪甘温益气，补在表之卫气；当归、赤芍养血和营而通血痹；姜黄活血行气，通经止痛；

生姜辛温，疏散风邪并甘草调和诸药。水煎服，每日一剂。

肩周炎

肩周炎是肩关节周围炎的简称，是一种肩关节周围软组织与关节囊发生慢性退行性病理变化的疾病。多见于50岁左右的中年人，故俗称“五十肩”。

中医认为，老年人肝肾渐衰，气血虚亏，筋肉失于濡养，若受外伤或风寒湿邪侵袭，易致肩部静脉不通，气血凝滞，筋肉挛缩而变生诸证。

1. 风寒凝滞证

【症状】 可见于病变各期。肩部疼痛，肩关节活动轻度受限，恶风畏寒，复感风寒之邪疼痛加剧，得温则痛减，或伴头晕、耳鸣，舌淡，苔薄白，脉浮紧或弦。

【方一】 三痹汤 （《妇人良方》）

【组成】 独活6克，秦艽12克，防风6克，细辛3克，川芎6克，当归12克，生地黄15克，芍药10克，茯苓12克，肉桂1克,（冲服）杜仲12克，牛膝6克，党参12克，甘草3克，黄芪12克，续断12克。

【功效】 补肝肾，祛风湿。

【方解】 独活、秦艽、防风、细辛祛风胜湿，通络止痛；川芎、当归、生地黄、芍药补血和血；茯苓利湿健脾；杜仲、牛膝、续断舒筋活络，强壮筋骨；党参、黄芪、肉桂补气温阳，甘草调和诸药。水煎服，每日一剂。

【方二】桂枝汤（《伤科补药》）

【组成】桂枝、赤芍、枳壳、香附、陈皮、红花、生地黄、延胡索、当归尾、防风、独活，各等份。

【功效】祛风胜湿，和营止痛。

【方解】方中红花、赤芍、当归尾活血化瘀，舒筋活络；延胡索、独活、防风祛风胜湿，通络止痛；香附、枳壳、陈皮行气化湿；桂枝温通经脉，助阳化气；生地黄养阴，防以上过用燥性药物伤阴。陈酒煎服，每日一剂。

2. 气血瘀滞证

【症状】多见于病变的早中期。肩部疼痛或肿胀，以夜间为重，肩关节活动受限，舌有瘀斑，苔白或薄黄，脉弦或细涩。

【方名】身痛逐瘀汤（《医林改错》）

【组成】秦艽9克，川芎9克，桃仁6克，红花6克，甘草3克，羌活9克，没药9克，五灵脂9克，香附9克，牛膝9克，地龙9克，当归15克。

【功效】活血行气，祛瘀通络，通痹止痛。

【方解】方中牛膝、地龙舒筋活络，强壮筋骨；秦艽、羌活祛风胜湿，通络止痛；当归补血养肝，和血调经；桃仁、红花、没药、五灵脂活血化瘀，行气止痛；香附、川芎行气活血，甘草调和诸药。诸药相合，活血而不伤血，化瘀而不伤正。水煎服，每日一剂。

3. 气血亏虚证

【症状】多见于病变后期。肩部酸痛，劳累痛剧。肩关节活动受限，或伴肩部肌萎缩等，舌淡，苔白，脉细弱或沉。

【方一】黄芪桂枝五物汤（《金匮要略》）

【组成】黄芪9克，芍药9克，桂枝9克，生姜18克，大枣4枚。

【功效】 益气温经、和血通络。

【方解】 黄芪甘温益气，补在表之卫气；桂枝散风寒而温经通痹，与黄芪配伍，益气温阳，和血通经；芍药养血和营而通血痹；生姜辛温，疏散风邪；大枣甘温，养血益气；姜枣又能和营卫，调和诸药。水煎服，每日一剂。

【方二】 当归鸡血藤汤 （《经验方》）

【组成】 当归15克，熟地黄15克，龙眼肉6克，白芍9克，丹参9克，鸡血藤15克。

【功效】 补气补血，舒筋通络。

【方解】 熟地黄滋阴养血；当归、鸡血藤、丹参养血通络，补血养肝，和血调经；白芍养血柔肝；龙眼肉补益心脾，养血安神。水煎服，每日一剂。

荨麻疹

本病因皮肤出现鲜红色或苍白色风团，时隐时现，故名瘾疹。《诸病源候论》认为本病是阳气外虚，外风入于腠理，与气血相搏的结果。《疡医大全》不仅指出本病的发生于肠胃变化有关，而且提出“内热生风”“外风引动内风”的学术观点。在治疗上提出“疏风、散热、托疹”的治疗原则，《外科大成》主张的“宜凉血润燥，慎用风药”。

中医认为，本病与禀赋异常，而对某些物质过敏所致。也可因气血虚弱，卫气失固；或因饮食不慎，多吃鱼腥海味、辛辣刺激食物；或因药物、生物制品、慢性感染病灶、昆虫叮咬、肠道寄生虫；或因七情内伤、外受虚邪贼风侵袭等多种因素所诱发。

1. 风寒证

【症状】风团色白，遇冷或风吹则加剧，得热则减轻，多冬春发病，苔薄白或薄白而腻，脉迟或濡缓。

【方一】桂枝汤（《伤寒论》）

【组成】桂枝9克，芍药9克，炙甘草6克，生姜9克，大枣3枚。

【功效】解肌发表，调和营卫。

【方解】方中桂枝为君，助卫阳，通经络，芍药为臣，益阴敛营；桂芍等量合用，使表邪得解，营卫调和。姜枣相配，是为补脾和胃、调和营卫的常用组合，共为佐药，炙甘草调和药性，功兼佐使之用，综观本方，发中有补，散中有收，邪正兼顾，阴阳并调。水煎服，每日一剂，服后啜热稀粥。

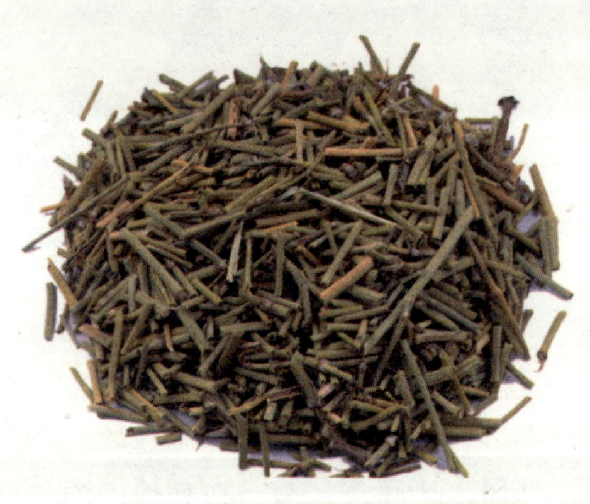

【方二】麻黄桂枝各半汤（《伤寒论》）

【功效】麻黄6克，桂枝6克，杏仁3克，芍药6克，炙甘草3克，生姜6克，大枣4枚。

【方解】方中麻黄辛温发汗，宣肺平喘；桂枝解肌发表，温经散寒，助麻黄发汗解表之力；杏仁宣肺降气，助麻黄平喘之功；芍药益阴和营；炙甘草、生姜、大枣既能缓和麻、桂峻烈之性，又能调和诸药。先煎麻黄，去上沫，后下诸药同煎，取汁温服，服后盖被取微汗。

2. 风热证

【症状】风团色红，遇热则加剧，受冷则减轻，多夏秋发病，苔薄黄，脉浮数。

【方名】消风散（《外科正宗》）

【组成】荆芥3克，防风3克，牛蒡子3克，蝉蜕3克，苍术3克，苦参3克，石膏3克，知母3克，当归3克，胡麻仁3克，生地黄3克，木通3克，甘草3克。

【功效】疏风养血，清热除湿。

【方解】荆芥、防风、牛蒡子、蝉蜕疏风止痒为君，以祛除在表之风邪。配伍苍术祛风燥湿，苦参清热燥湿，木通渗利湿热俱为臣药。更佐以石膏、知母清热泻火，当归、胡麻仁、生地黄养血活血。甘草清热解毒，调和诸药，为使药。水煎服，每日一剂。

3. 肠胃实热证

【症状】风团出现时可伴有脘腹疼痛、神疲纳呆，大便秘结或泄泻，甚至恶心呕吐，苔黄腻，脉滑数。部分患者有肠道寄生虫病。

【方名】①防风通圣散合②茵陈蒿汤

【组成】防风15克，川芎15克，当归15克，芍药15克，大黄15克，薄荷叶15克，麻黄15克，连翘15克，芒硝15克，石膏30克，黄芩30克，桔梗30克，滑石90克，甘草60克，荆芥8.5克，白术8.5克，栀子8.5克，茵陈30克。

【功效】疏风解表，清热利湿通便。

【方解】方中麻黄、防风疏在表之风邪从汗而解；大黄、芒硝荡涤在里之实热从大便而解，荆芥薄荷助麻黄、防风解表；连翘、栀子、黄芩、石膏、桔梗清泄里热；滑石、茵陈清利湿热；川芎、当归、芍药和血祛风；白术健脾益气；甘草调和诸药。为末，每次6克，加生姜3片，水煎服。

4. 气血两虚证

【症状】风团反复发作，迁延数月或数年，劳累后则发作加剧，

神疲乏力，舌淡苔白，脉濡数

【方一】八珍汤（《正体类药》）

【组成】人参3克，白术3克，白茯苓3克，当归3克，白芍3克，川芎3克，熟地黄3克，炙甘草1.5克，姜、枣适量。

【功效】补益气血，调养心脾。

【方解】人参、白术、白茯苓、甘草补气健脾；熟地黄、白芍、当归、川芎补血活血。全方合用，气血双补。水煎服，每日一剂。

【方二】当归饮子（《济生方》）

【组成】当归30克，白芍30克，川芎30克，生地黄30克，炒白蒺藜30克，防风30克，荆芥穗30克，制何首乌15克，黄芪15克，炙甘草15克。

【功效】养血活血，祛风止痒。

【方解】方中当归、生地黄、川芎、白芍养血滋阴；防风、荆芥穗发表散风，透疹消疮；制首乌、白蒺藜补益精血，黄芪补气固表；炙甘草调和诸药。上药共为粗末，每次12克，加生姜5片，水煎去渣温服，每日一剂。

5. 冲任不调证

【症状】常在月经前数天开始出现风团，往往随月经的干净而消失，但在下次月经来潮时有发作，常伴有痛经或月经不调。

【方一】四物汤和（《仙授理伤续断秘方》）

【组成】熟地黄12克，当归9克，白芍9克，川芎6克，淫羊藿9克，仙茅9克，巴戟天9克，黄柏5克，知母5克。

【功效】补血和血。

【方解】方中熟地黄滋阴养血，当归补血养肝，和血调经，白芍养血柔肝，川芎行气活血；淫羊藿、仙茅、巴戟天温补肾阳；黄柏、知母滋肾阴，泻相火。为粗末，每次9克，水煎，去渣，食前热服。

【方二】丹栀逍遥散（《内科摘要》）

【组成】牡丹皮3克，栀子3克，甘草3克，当归9克，茯苓9克，芍药9克，白术9克，柴胡9克。

【功效】疏肝清热，养血健脾。

【方解】方中牡丹皮清血中之伏火，栀子善清肝热，并导赤下行，柴胡清热疏肝解郁，当归、芍药养血柔肝，白术、茯苓、甘草健脾益气。水煎服，每日一剂。

湿疹

湿疹是一种常见的过敏性皮肤病，分为急性和慢性两种。湿疹可发生在身体任何部位，发病原因尚未明了，过敏体质可能是发病的主要相关因素。急性湿疹呈对称分布，皮疹形态多样，表现为红斑、丘疹、水疱、糜烂、渗液和结痂等，自觉剧痒，抓破后可引起感染。病程2周左右，容易转为慢性，且反复发作。慢性湿疹以四肢多见，表现为皮肤增厚粗糙，呈苔藓样变脱屑，色素沉着，瘙痒严重。常可急性发作，病程可达数月至数年。

中医认为，本病多因禀性不耐，加之湿热内蕴，外感风邪，风湿热相搏，浸淫肌肤而成，其中“湿”是首要因素。

1. 湿热证

【症状】皮损潮红肿胀、水疱、糜烂、流水、边界不清，瘙痒剧烈，伴胸闷、纳呆，心烦口渴，大便干结，小便黄赤，苔薄黄腻，脉滑数

【方名】萆薢渗湿汤合（《疡科心得集》）

【组成】 萆薢30克，薏苡仁30克，滑石30克，黄柏12克，赤芍15克，牡丹皮15克，泽泻15克，通草6克，苍术12克。

【功效】 清热利湿，和营消肿。

【方解】 方中萆薢、薏苡仁、滑石健脾利水渗湿，牡丹皮、赤芍、泽泻清热凉血，通草清热利湿，黄柏、苍术清热燥湿、健脾泻火。水煎服，每日一剂。

2. 风热证

【症状】 皮损以红色丘疹为主，遍发全身，剧烈瘙痒，常抓破出血，渗液不多，舌红，苔薄白或薄黄，脉弦带数。

【方名】 消风散（《外科正宗》）

【组成】 荆芥3克，防风3克，牛蒡子3克，蝉蜕3克，苍术3克，苦参3克，石膏3克，知母3克，当归3克，胡麻仁3克，生地黄3克，木通3克，甘草3克。

【功效】 疏风养血，清热除湿。

【方解】 方中荆芥、防风、牛蒡子、蝉蜕疏风解表，苍术祛风燥湿，苦参清热燥湿，木通渗利湿热，石膏、知母清热泻火，当归、生地黄、胡麻仁养血活血，甘草清热解毒，调和诸药。水煎服，每日一剂。

3. 脾湿证

【症状】 皮损暗淡不红，渗液少且清稀，可有淡黄色脱屑，或以结痂浸润的斑片为主，面色无华，纳差，大便溏薄，小便不黄，或有腹胀，舌淡、苔薄白或白腻、脉缓濡濡。

【方名】 除湿胃苓汤（《医宗金鉴》）

【组成】 炒苍术3克，炒厚朴3克，陈皮3克，猪苓3克，泽泻3克，赤茯苓3克，炒白术3克，滑石3克，防风3克，栀子3克，木通8克，肉桂

3克，甘草3克，灯心草2克。

【功效】 健脾利湿，理气和中。

【方解】 方中苍术、厚朴、陈皮、白术健脾除湿，理气和中；猪苓、泽泻、赤茯苓、滑石、木通、栀子利水渗湿；防风祛风胜湿；肉桂温中健脾；甘草解毒和中；灯心草利尿通淋。水煎服，每日一剂。

4. 血虚证

【症状】 病程日久，反复发作、皮肤肥厚粗糙，色淡红，或呈苔藓样变，色素沉着，阵发性瘙痒，舌淡红，苔薄白，脉濡细。

【方一】 当归饮子（《济生方》）

【组成】 当归30克，白芍30克，川芎30克，生地黄30克，炒白蒺藜30克，防风30克，荆芥穗30克，制何首乌15克，黄芪15克，炙甘草15克。

【功效】 养血活血，祛风止痒。

【方解】 方中当归、生地黄、川芎、白芍养血滋阴；防风、荆芥穗发表散风，透疹消疮；制何首乌、蒺藜补益精血；黄芪补气固表；炙甘草调和诸药。上药共为粗末，每次12克，加生姜5片，水煎去渣温服，每日一剂。

【方二】 四物消风饮（《外科正宗》）

【组成】 生地黄12克，当归身6克，赤芍6克，荆芥5克，薄荷（后下），蝉蜕5克，柴胡4克，川芎4克，黄芩4克，生甘草3克。

【功效】 滋阴养血，润燥息风。

【方解】 方中当归、川芎、赤芍凉血养血，滋阴润燥；生地黄凉血清营；荆芥、蝉蜕祛风止痒；柴胡、薄荷、黄芩、生甘草疏风清热解毒；生甘草兼能调和诸药。水煎服，每日一剂。

花斑癣

花斑癣俗称汗斑，初起损害为围绕毛孔的圆形点状斑疹，以后逐渐增至甲盖大小，边缘清楚，邻近损害可相互融合成不规则大片形，而周围又有新斑疹出现。表面附有少量极易剥离的糠秕样鳞屑，灰色、褐色至黄棕色不等，有时多种颜色共存，状如花斑，时间较久的呈浅色斑。皮疹无炎性反应，偶有轻度瘙痒感，皮损好发生于胸背部，以青壮年男性多见。

中医认为，风湿侵肤，与气血凝滞所成是发病的主要因素。紫白癜风乃一体二种，紫因血凝，白因气滞。本病之发生，乃是由体热、风邪和湿气侵入毛孔，与气血凝滞，毛窍闭塞所致，或由他人传染而得。

本病以外治为主。对于顽固患者，可以选用防风通圣散。

【方名】 防风通圣散（《宣明论方》）

【组成】 防风15克，川芎15克，当归15克，白芍15克，大黄15克，薄荷15克，麻黄15克，连翘15克，芒硝15克，石膏30克，黄芩30克，桔梗30克，滑石90克，甘草60克，荆芥8.5克，白术8.5克，栀子8.5克。

【功效】 疏风解表，泻热通便。

【方解】 方中麻黄、防风疏解在表之风邪从汗而解；大黄、芒硝荡涤在里之实热从大便而解；荆芥薄荷助麻黄、防风解表；连翘、栀子、黄芩、石膏、桔梗清泄里热；滑石清利湿热；川芎、当归、白芍和血祛风；白术健脾益气；甘草调和诸药。上药共为细末，每次6克，加生姜3片，水煎服。

斑　秃

斑秃是秃发的一种，俗称“鬼剃头”，是一种头发突然成片脱落、头皮鲜红光亮、无明显自觉症状的慢性皮肤病。可发生于任何年龄，但以青年人患病更为普遍。其特征为头皮突然皮状脱落，脱发处的头皮鲜红光亮、状如涂油，故名油风。若头发全部脱落称全秃，全身其他处毛发也同时脱光者，则称为普秃。

中医认为本病常发于青年人，由于血热内盛，复由心绪烦躁，七情不遂，郁久化火，火热内蕴，热盛生风，毛发因之秃落。所以青年人患本病，多为内热所致，其治疗亦应以清热凉血，祛风生发为原则，不可妄服补药。精神情绪变化是本病的重要原因之一。

1. 血虚风燥证

【症状】 脱发时间较短，进展很快，有时是大把脱落，常伴有不同程度的瘙痒，头发干燥，头晕，目眩，失眠。舌质淡红，苔薄白，脉细数。

【方名】 神应养真丹（《外科正宗》）

【组成】 当归、川芎、白芍、熟地黄、天麻、羌活、木瓜、菟丝子各等份。

【功效】 养血活络，祛风荣发。

【方解】 方中当归、川芎、白芍、熟地黄养血活血；菟丝子益精荣发；合四物汤补益肝肾，养血荣发；天麻、羌活祛风散寒；木瓜化湿活络；温酒、盐汤送下以助药力。共为细末，入地黄膏加蜜为丸，如梧桐子大。每次10丸，空腹温酒、盐汤送下；或改为水煎服。

2. 气滞血瘀证

【症状】 在头发脱落前，先有头痛、偏头痛或者头皮刺痛等自觉症状，脱发病程较长或突然脱发，或病变处有外伤血肿史，胸胁胀痛，烦热难眠。舌淡暗紫或有瘀斑，脉沉涩。

【方名】 逍遥散合（《逍遥散合》）

【组成】 炙甘草15克，当归30克，茯苓30克，白芍30克，白术30克，柴胡30克，秦艽3克，羌活3克，香附3克，桃仁9克，红花9克，当归9克，牛膝9克，川芎6克，没药6克，地龙6克，炒五灵脂（包煎）甘草6克。

【功效】 活血行气，祛瘀通络，通痹止痛，健脾养血。

【方解】 逍遥散方中柴胡疏肝解郁，且可以作为肝经引经药；白芍养血敛阴，柔肝缓急；当归养血和血；白术、茯苓、炙甘草健脾益气；通窍活血汤方中川芎、桃仁、红花、当归活血祛瘀，秦艽、羌活、地龙通络除痹，没药、五灵脂、牛膝加强行瘀止痛之力，香附理气以利瘀血消散。水煎服，每日一剂。

3. 气血两虚证

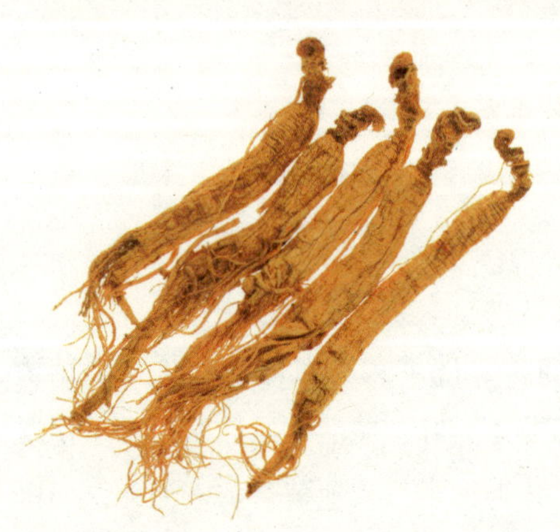

【症状】 患者多在大病、久病、产后发病。脱发渐进性加重，病程较长。伴有唇白，心悸，气短语微，头晕目眩，面色萎黄，倦怠乏力等全身症状。舌淡，苔薄白，脉虚细或细弱。

【方名】 八珍汤（《正体类药》）

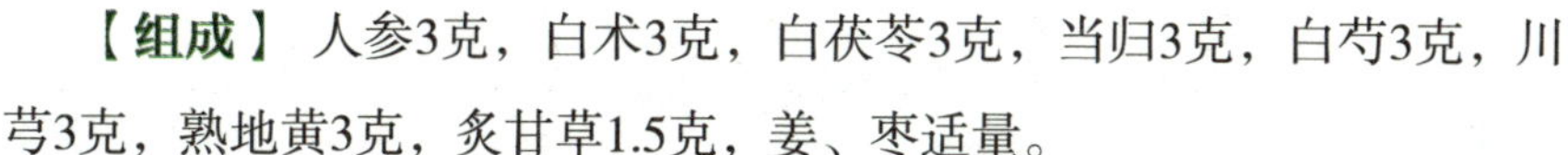

【组成】 人参3克，白术3克，白茯苓3克，当归3克，白芍3克，川芎3克，熟地黄3克，炙甘草1.5克，姜、枣适量。

【功效】 补益气血，调养心脾。

【方解】 人参、白术、白茯苓、甘草补气健脾；熟地黄、白芍、当归、川芎补血活血。全方合用，气血双补。水煎服，每日一剂。

4. 肝肾不足证

【症状】 脱发经久不愈，甚至全秃或普秃，或边脱边长，所长之发纤细柔软。伴头晕，失眠，耳鸣，目眩，腰腿酸痛或遗精盗汗。苔少，舌质淡，脉细数。

【方名】 七宝美髯丹（《积善堂方》）

【组成】 制何首乌赤白各300克，（去皮切片，黑大豆拌，九蒸九晒）乳拌茯苓150克，牛膝（酒浸）150克，当归（酒洗）150克，枸杞子（酒洗）150克，菟丝子（酒浸蒸）150克，补骨脂（黑芝麻拌炒）120克。

【功效】 滋养肝肾，补益精血，乌发壮骨。

【方解】 方中何首乌补肝肾，益精血，乌须发，强筋骨，为君药。枸杞子、菟丝子补肾益精，养肝补血，共为臣药。当归补血养肝；牛膝补肝肾而强筋骨；茯苓健脾助运，淡渗利浊，以防纯朴而碍中焦之运化；补骨脂温补肾阳，助阴药之生化，寓“阳中求阴”之意；共为佐药。上药研为细末，炼蜜和丸，每丸重10克。每次1丸，每日3次，清晨温酒送下，午时姜汤送下，卧时盐汤送下。

足 癣

足癣是一种极常见的足部浅层真菌感染性皮肤病，因其脚趾间或足底部生小水疱，脱皮糜烂流汁而有特殊气味，故称脚湿气。

中医将本病称为“脚气疮”“烂脚丫”。《外科正宗》曰：“妇人脚丫作痒，乃三阳风湿下注，凝结不散，故先痒而后湿，又或足底弯曲之处痒湿皆然。”因此，本病发生是由脾胃二经湿热下注而成；或久居湿地，水中工作，水浆浸渍，感染湿毒所致。

1. 偏湿证

【症状】 表现为水疱与脱屑，初起水疱成片，干后脱屑，搔痒无度，夏重冬轻，舌质红，苔薄，脉数或滑数。

【方名】 三妙散 （《济世奇方》）

【组成】 夏枯草15克，金银花15克，蒲公英15克。

【功效】 清热解毒，消肿散结。

【方解】 方中金银花味甘性寒，清热解毒消痈；蒲公英味苦甘性寒，清热解毒，消痈散结；二药合用，可解一切痈疡肿毒。夏枯草清泄肝火，清热散结。诸药合用，共奏清热解毒，消肿散结之功。水煎服，每日一剂。

2. 偏热证

【症状】 趾间湿润，糜烂浸淫，瘙痒臭秽，红烂脱皮，或者染毒成黄水疮，局部焮红肿痛，舌红苔黄，脉滑数。

【方名】萆薢渗湿汤（《疡科心得集》）

【组成】萆薢30克，薏苡仁30克，滑石30克，黄柏12克，赤茯苓15克，牡丹皮15克，泽泻15克，通草6克。

【功效】清热利湿，和营消肿。

【方解】方中萆薢、薏苡仁、滑石健脾利水渗湿，牡丹皮、赤茯苓、泽泻清热凉血，通草清热利湿，黄柏清热燥湿、泻火解毒。水煎服，每日一剂。

带状疱疹

带状疱疹是由水痘带状疱疹病毒引起的急性炎症性皮肤病，其主要特点为簇集水疱，沿一侧周围神经作群集带状分布，伴有明显神经痛。

中医将本病称为“缠腰火龙”“缠腰火丹”。一般认为本病与肝、肺、脾病变及外感湿热邪毒有关，或因情志内伤，肝经气郁生火以致肝胆火盛；或因脾湿郁久，湿热内蕴，外感毒邪而发病。热毒蕴于血分，则发为红赤斑片；湿热蕴阻肌肤，则起黄白水疱；湿热阻滞经络，不通则痛。若年老体弱患者，常因血虚肝旺，湿热毒盛，气滞血凝，而致病后疼痛剧烈，且持续很久才能消退。

1. 毒热证

【症状】皮肤潮红，疱壁紧张，疼痛剧烈，皮损常见于胸肋腰背部，呈单侧性沿神经走向分布，自觉灼热刺痛，常伴有程度不等的全身症状，如口苦咽干，烦躁易怒，小便黄，大便干，舌质红，苔黄，脉弦滑。

【方名】龙胆泻肝汤（《医方集解》）

【组成】龙胆草3克，黄芩3克，栀子3克，泽泻3克，川木通1.5克，车前子1.5克，当归1.5克，生地黄1.5克，柴胡1.5克，甘草1.5克。

【功效】清热利湿，祛风止痒。

【方解】龙胆草清肝胆实火，泻肝胆湿热；黄芩、栀子清热燥湿；车前子、川木通、泽泻清热利湿，导湿热下行；生地黄养阴，当归养血活血；柴胡疏畅肝胆；甘草调和诸药。水煎服，每日一剂。

2. 湿盛证

【症状】红晕皮损处可见密集成簇的水疱，皮肤淡红，疱壁松弛，疼痛较轻，纳差或腹胀，大便溏，舌质淡，苔白厚或白腻，脉沉缓。

【方名】除湿胃苓汤化裁（《医宗金鉴》）

【组成】炒苍术8克，炒厚朴8克，陈皮8克，猪苓8克，泽泻8克，赤茯苓8克，炒白术8克，滑石8克，防风8克，栀子8克，木通8克，肉桂3克，甘草3克，灯心草2克。

【功效】健脾除湿，理气和中。

【方解】方中苍术、厚朴、陈皮、白术健脾除湿，理气和中；猪苓、泽泻、赤茯苓、滑石、栀子利水渗湿；防风祛风胜湿；肉桂温中健脾；甘草解毒和中；灯心草利尿通淋。诸药合用，共奏健脾利湿，理气和中之功。水煎服，每日一剂。

3. 气滞血瘀证

【症状】患处皮损大多消退，结痂脱落，但疼痛不止，或隐痛缠绵，咳嗽或动则加重，伴心烦、夜寐不安，舌质紫暗，苔白，脉细涩。

【方一】柴胡疏肝散（《景岳全书》）

【组成】陈皮6克，柴胡6克，川芎5克，香附5克，枳壳5克，芍药5克，炙甘草3克。

【功效】疏肝解郁，行气止痛。

【方解】方中用柴胡疏肝解郁，为君药，香附理气疏肝，川芎行气活血而止痛，两药相合，增强行气止痛之功，为臣药。陈皮、枳壳理气行滞；芍药、甘草养血柔肝，缓急止痛，为佐药。甘草兼调诸药，亦为使药之用。诸药相合，共奏疏肝行气，活血止痛之功。水煎服，每日一剂。

【方二】桃红四物汤（《医宗金鉴》）

【组成】桃仁10克，红花12克，熟地黄10克，川芎10克，白芍10克，当归10克。

【功效】养血活血，祛瘀。

【方解】桃仁、红花活血化瘀，行气止痛；熟地黄滋阴养血，当归补血养肝，和血调经；白芍养血柔肝，川芎行气活血，诸药相合，活血而不伤血，化瘀而不伤正。水煎服，每日一剂。

玫瑰痤疮

玫瑰痤疮又称酒渣鼻，是发生于鼻部及其周围皮肤的慢性炎症性皮肤病，以中年多见。

中医认为，饮酒过度，嗜食辛辣，肠胃积热，热气上蒸，客于鼻部，复被风寒外郁，血热瘀阻，郁热不散诱发本病；或肺感风热，邪热熏蒸肺窍，上客鼻窍，伏留不散，均可导致瘀热凝于内，鼻赤现于外。

1. 肺胃血热证

【症状】发病初期，患部潮红，暂时性红斑，可消退，反复发作后导致毛细血管扩张，使红斑持久不退，局部常伴皮脂溢出，灼热不适，进食刺激性食物或精神兴奋后加重。可有口干苦，心烦，便结，尿赤。舌质红，苔黄，脉数。

【方名】 泻白散（《小儿药证直诀》）

【组成】 地骨皮15克，桑白皮15克，炙甘草3克。

【功效】 清泄肺胃，凉血解毒。

【方解】 桑白皮主入肺经，清泻肺热，平喘止咳，地骨皮甘寒入肺，可助泻肺中伏火，且有养阴之功，炙甘草、粳米养胃和中，以扶肺气，四药合用，共奏泻肺清热，止咳平喘之功。入粳米一撮，水煎服，食前服，每日一剂。

2. 热毒炽盛证

【症状】 发病中期，在红斑基础上出现痤疮丘疹、脓疱、甚至结节，毛囊口扩大，灼热肿胀明显。口干苦，大便秘结，小便短赤。舌质红，苔厚干，脉滑数。

【方名】 五味消毒饮（《医宗金鉴》）

【组成】 金银花30克，野菊花15克，蒲公英15克，紫花地丁15克，紫背天葵子15克。

【功效】 清热解毒，通腑泻热。

【方解】 方中用金银花清热解毒，消散痈肿，野菊花、蒲公英、紫花地丁、紫背天葵子均有清热解毒之功，诸药合用，清热解毒之力尤强。水煎服，每日一剂。

3. 瘀热聚结证

【症状】 发病后期、鼻尖、鼻翼肥大，呈结节状隆起，表面高低不平，毛囊口及毛细血管扩张更加明显，可有灼热胀痛感。舌质暗红或有瘀点，苔微黄，脉弦或弦涩。

【方名】 凉血四物汤 （《医宗金鉴》）

【组成】 当归3克，生地黄3克，川芎3克，赤芍3克，黄芩（酒炒）3克，赤茯苓3克，陈皮3克，红花3克，生甘草3克，生姜3片，五灵脂6克。

【功效】 活血凉血，化瘀散结。

【方解】 方中当归、生地黄、川芎、赤芍、五灵脂养血活血，散瘀导滞；赤茯苓、陈皮、生姜健脾利湿化痰；红花活血化瘀，消肿止痛，调和诸药。水煎服，加酒一杯，调五灵脂末6克，热服，每日一剂。

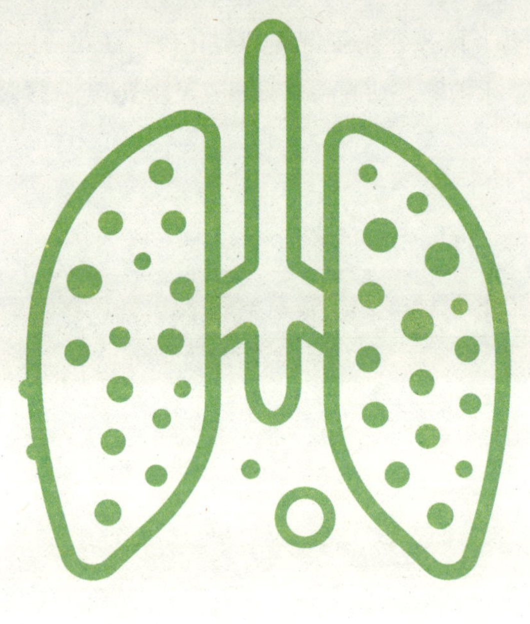

男科疾病篇

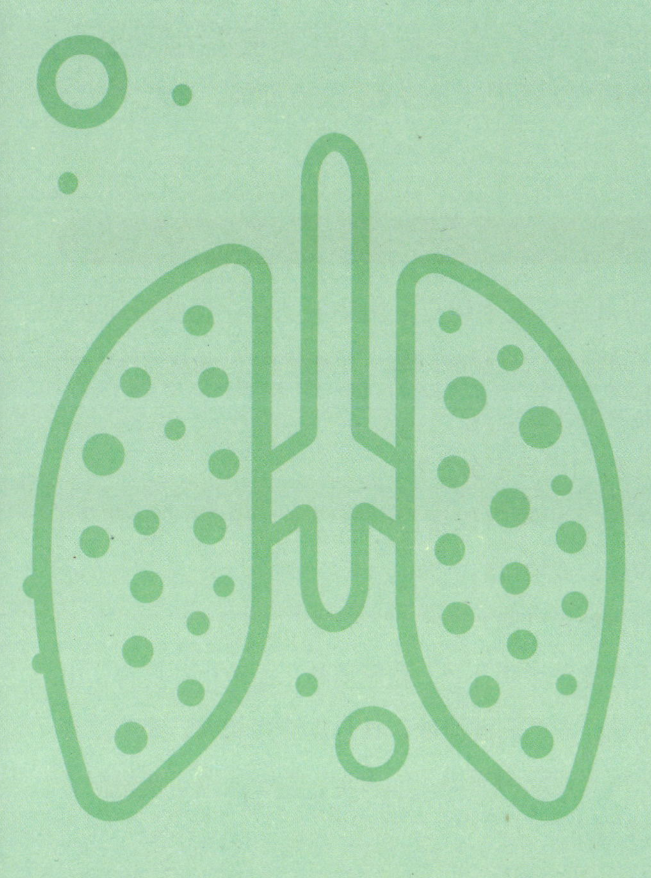

阳 痿

阳痿是指男性生殖器痿弱不用，不能勃起，或勃起不坚，不能完成正常性交的一种病证。

中医认为，肾是人的先天之本，是人体生长发育的原始动力，是生殖繁衍的物质基础。也是性功能正常活动的原动力。阳痿则多是由房劳过度或误犯手淫等导致肾精亏损，命门火衰。阳痿又有虚实之分，虚有阴虚、阳虚、心脾两虚、心肾不足之别；实有肝郁、湿热、血瘀之异。

1. 阴虚火旺证

【症状】 多见于青壮年，有手淫史。阴茎能勃起，但临势即软，心悸出汗，精神紧张，口渴喜饮，腰酸膝软，足跟疼痛，尿黄便干，舌红苔少，或有剥苔、龟裂等，脉细数。

【方名】 知柏地黄丸（《医宗金鉴》）

【组成】 熟地黄24克，山萸肉12克，山药12克，泽泻9克，茯苓9克，牡丹皮9克，知母9克，黄柏9克。

【功效】 养阴清热，补益肝肾。

【方解】 方中重用熟地黄滋阴补肾，益髓填精；山萸肉补肝肾，山药益脾阴，两者皆能固精；泽泻利湿泄浊；牡丹皮清泻相火；茯苓淡渗脾湿；知母、黄柏清热泻火，滋阴润燥。上为末，炼蜜为丸，如梧桐子大。每服6克，空腹温水送下。

2. 命门火衰证

【症状】多见于老年人，或房劳过度，或少年手淫以致精气虚损。阴茎不能勃起，精液清冷，头晕耳鸣，面色皓白，畏寒喜热，精神萎靡，腰膝酸软，舌苔薄白，脉沉细无力。

【方名】还少丹（《杨氏家藏方》）

【组成】山茱萸30克，茯苓30克，杜仲（姜汁炒）30克，肉苁蓉（酒浸）30克，楮实（酒蒸）30克，小茴30克，巴戟天（酒浸）30克，远志30克，五味子30克，山药45克，牛膝（酒浸）45克，枸杞子45克，石菖蒲15克，熟地黄60克，大枣适量。

【功效】温肾补阳，养心安神。

【方解】方中熟地黄、枸杞子、楮实、山药补益肝肾，滋养肾精；巴戟天、肉苁蓉、小茴温补肾阳，共为君药。山茱萸、五味子补肾固精；杜仲、牛膝补肝肾，强筋骨，为臣药。茯苓、远志、石菖蒲、大枣安神益智，为佐药。诸药合用，共奏补益下元，养心安神之功。加枣肉，炼蜜为丸，如梧桐子大。每次10克，淡盐汤下，1日2次。

3. 心脾两虚证

【症状】阴茎勃起困难，面色萎黄，不思饮食，精力疲乏，心悸少寐，大便溏薄，舌淡苔薄，脉弱。

【方名】归脾汤（《济生方》）

【组成】白术30克，茯神30克，黄芪30克，龙眼肉30克，酸枣仁30克，人参15克，木香15克，炙甘草8克，当归3克，炙远志3克，生姜6克，大枣1枚。

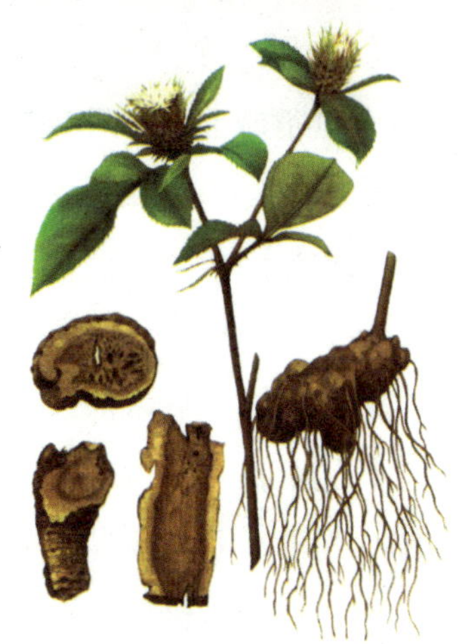

【功效】益气补血，健脾养心。

【方解】 方中黄芪甘微温，补脾益气；龙眼肉甘温，既能补脾气，又能养心血，共为君药。人参、白术甘温补气，与黄芪相配，加强补脾益气之功；当归甘辛微温，滋养营血，与龙眼肉相伍，增加补心养血之效，均为臣药。茯神、酸枣仁、远志宁心安神；木香理气醒脾，与补气养血药配伍，使之补不碍胃，补而不滞，俱为佐药。炙甘草补气健脾，调和诸药，为使药。加生姜、大枣，水煎服，每日一剂。

4. 恐惧伤肾证

【症状】 多有性交受惊吓史。每临性生活时阴茎即萎，胆怯多虑，心悸易惕，夜寐不安，遗精早泄，舌淡苔白，脉弦。

【方名】 桂枝加龙骨牡蛎汤 （《金匮要略》）

【组成】 桂枝9克，芍药9克，生姜9克，甘草6克，大枣12枚，龙骨9克，牡蛎9克。

【功效】 平补阴阳，潜镇固摄。

【方解】 桂枝、芍药温通心阳，调和营卫；生姜、大枣、甘草补中益气；龙骨、牡蛎重镇安神，收敛固涩，并能敛汗。水煎服，日一剂。

5. 肝郁不舒证

【症状】 多见于情怀不悦的人。阴茎不举，或举而不坚，精神抑郁，伴性欲减退，胸闷不舒，腹胀胁痛，舌质暗红，脉弦细。

【方名】 柴胡疏肝散 （《景岳全书》）

【组成】 陈皮6克，柴胡6克，川芎5克，香附5克，枳壳5克，芍药5克，炙甘草2克。

【功效】 疏肝解郁，行气止痛。

【方解】 方中柴胡疏肝解郁；香附理气疏肝止痛，川芎行气活血止痛；陈皮、枳壳理气行滞，醒脾和中；芍药、甘草养血柔肝，缓急止痛；炙甘草调和诸药。水煎服，每日一剂。

6. 湿热下注证

【症状】 阴茎萎软不举，阴囊潮湿，尿后余沥，或有臊气，体困倦怠，口干或苦，小便黄赤，舌苔黄腻，脉象濡数。

【方名】 程氏萆薢分清饮（程钟龄《医学心悟》）

【组成】 萆薢9克，丹参9克，车前子9克，茯苓6克，白术6克，莲子心4克，石菖蒲9克，炒黄柏9克。

【功效】 清热化湿，分清化浊。

【方解】 萆薢、车前子利水渗湿；茯苓、白术健脾利湿；莲子心清热固涩；丹参、石菖蒲、黄柏清热燥湿，泻火解毒。水煎服，每日一剂。

7. 血脉瘀滞证

【症状】 阳事不举或勃起不坚，性欲尚可，睾丸偶有刺痛。或坠胀，急躁易怒，少腹胀痛，舌质紫暗或有瘀点，脉涩不利。

【方名】 活血散瘀汤（《医宗金鉴》）

【组成】 当归尾3克，赤芍3克，桃仁3克，川芎3克，苏木3克，枳壳3克，牡丹皮3克，瓜蒌仁3克，花槟榔2克，制大黄6克。

【功效】 活血化瘀，和营通滞。

【方解】 方中川芎、当归尾、苏木、桃仁、大黄活血散瘀，消肿止痛；赤芍、牡丹皮凉血散瘀；枳壳、槟榔行气导滞，气行则血亦行；瓜蒌仁润肠通便。水煎服，每日一剂。

早泄

早泄是性交时间极短（一般少于3分钟）即行排泄，甚至阴茎未插入阴道即射精，以致不能完成满意性生活的一种性功能障碍。

中医认为，早泄多由情志内伤，湿热侵袭，纵欲过度，久病体虚所致。其基本病机为肾失封藏，精关不固，病位在肾，并与心脾相关。

1. 肝经湿热证

【症状】 泄精过早，阴茎易举，阴囊潮湿，瘙痒坠胀，口苦咽干，胸胁胀痛，小便赤涩，舌红，苔黄腻，脉弦滑

【方名】 龙胆泻肝汤（《医方集解》）

【组成】 龙胆草3克，黄芩3克，栀子3克，泽泻3克，川木通1.5克，车前子1.5克，当归1.5克，生地黄1.5克，柴胡1.5克，甘草1.5克。

【功效】 清热利湿，祛风止痒。

【方解】 龙胆草清肝胆实火，泻肝胆湿热；黄芩、栀子清热燥湿；车前子、川木通、泽泻清热利湿，导湿热下行；生地黄养阴，当归养血活血；柴胡疏畅肝胆；甘草调和诸药。水煎服，每日一剂。

2. 阴虚火旺证

【症状】 过早泄精，性欲亢进，头晕目眩，五心烦热，腰膝酸软，时有遗精，舌红，少苔，脉细数

【方名】 知柏地黄丸（《医宗金鉴》）

【组成】 熟地黄24克，山萸肉12克，山药12克，泽泻9克，茯苓9克，牡丹皮9克，知母9克，黄柏9克。

【功效】 养阴清热，补益肝肾。

【方解】 方中重用熟地黄滋阴补肾，益髓填精；山萸肉补肝肾，山药益脾阴，两者皆能固精；泽泻利湿泄浊；牡丹皮清泄相火；茯苓淡渗脾湿；知母、黄柏清热泻火，滋阴润燥。上为末，炼蜜为丸，如梧桐子大。每服6克，空腹温水送下。

3. 心脾亏损证

【症状】 早泄，神疲乏力，形体消瘦，面色少华，心悸，食少便溏，舌淡，脉细。

【方名】 归脾汤（《济生方》）

【组成】 白术30克，茯神30克，黄芪30克，龙眼肉30克，酸枣仁30克，人参15克，木香15克，炙甘草8克，当归3克，炙远志3克，生姜6克，大枣1枚。

【功效】 益气补血，健脾养心。

【方解】 方中黄芪甘微温，补脾益气；龙眼肉甘温，既能补脾气，又能养心血，共为君药。人参、白术甘温补气，与黄芪相配，加强补脾益气之功；当归甘辛微温，滋养营血，与龙眼肉相伍，增加补心养血之效，均为臣药。茯神、酸枣仁、远志宁心安神；木香理气醒脾，与补气养血药配伍，使之补不碍胃，补而不滞，俱为佐药。炙甘草补气健脾，调和诸药，为使药。加生姜、大枣，水煎服，每日一剂。

4. 肾气不固证

【症状】 早泄遗精，性欲减退，面色苍白，腰膝酸软，夜尿清长，舌淡苔薄，脉沉弱。

【方名】 金匮肾气丸（《金匮要略》）

【组成】 熟地黄24克，山药12克，山茱萸12克，泽泻9克，茯苓9克，牡丹皮9克，桂枝3克，炮附子3克。

【功效】 补肾助阳。

【方解】 方中熟地黄滋阴补肾为君药。山茱萸、山药补脾养肝而益精血；附子、桂枝助命门以温阳化气，共为臣药。泽泻、茯苓利水渗湿泄浊；牡丹皮清泄肝火，皆为佐药。诸药合用，阴中求阳，少火生气，共奏补肾助阳之功。上为细末，炼蜜为丸。每次6克，日2次，酒送下。

不 育

男性不育是指婚后夫妇同居两年以上，未采取避孕措施而未受孕，其原因在男方者。在古代文献中，称之为“无子”“绝育”“男子艰嗣”等。

中医认为，肾藏精，主发育和生殖。肾气充盛促使“天癸”的成熟，在男子则表现为“精气溢泻”，能和阴阳而有子。另外，生殖之精虽由肾中精气所化，但与五脏之精密切相关，所以五脏协调，精气充盛，藏泄适宜，气化有度，是维持性功能和生殖功能的重要因素，而五脏失调，精气衰少，藏泄失宜，气化障碍均可导致男性不育。

1. 肾虚精亏证

【症状】 不育，精液异常，或少精，或无精，或精子活力低下，或精不液化，或阳痿早泄，伴腰膝酸软，头晕耳鸣，记忆力减退，齿摇发脱，舌淡苔白，脉沉迟。

【方名】 右归丸 （《景岳全书》）

【组成】 熟地黄250克，山药120克，菟丝子120克，鹿角胶120克，杜仲120克，山萸肉90克，枸杞子90克，当归90克，制附子60克，肉桂60克。

【功效】 温补肾阳，填精益髓。

【方解】 方中附子、肉桂、鹿角胶壮阳祛寒，为君药。熟地黄、山萸肉、山药、枸杞子滋阴填精补髓，为臣药。菟丝子、杜仲补肝肾，强腰膝；当归养血和血，皆为佐药。将熟地黄蒸烂杵膏，余为细末，炼蜜为丸。每次嚼服9克。

2. 阴虚火旺证

【症状】 不育，精液异常，或精不液化，或精子数少，或死精等，伴五心烦热，盗汗，口燥咽干，头晕耳鸣，心烦不寐，舌红苔少，脉细数。

【方名】 知柏地黄丸 （《医宗金鉴》）

【组成】 熟地黄24克，山萸肉12克，山药12克，泽泻9克，茯苓9克，牡丹皮9克，知母9克，黄柏9克。

【功效】 养阴清热，补益肝肾。

【方解】 方中重用熟地黄滋阴补肾，益髓填精；山萸肉补肝肾，山药益脾阴，两者皆能固精；泽泻利湿泄浊；牡丹皮清泻相火；茯苓淡渗脾湿；知母、黄柏清热泻火，滋阴润燥。上为末，炼蜜为丸，如梧桐子大。每服6克，空腹温水送下。

3. 肝郁肾虚证

【症状】 不育，或见精液异常，或阳痿早泄，伴见精志抑郁，胸闷烦躁，头晕失眠，腰酸腿软，或遗精，舌红苔白，脉弦细。

【方名】 疏肝益肾汤 （《医宗己任编》）

【组成】 柴胡12克，熟地黄12克，山药12克，萸肉12克，白芍9克，牡丹皮9克，茯苓9克，泽泻9克。

【功效】 疏肝解郁，滋阴补肾。

【方解】 方中柴胡疏肝解郁；白芍、熟地黄、山药、萸肉补肝肾，益脾涩精；泽泻利湿泄浊；牡丹皮清泻相火；茯苓淡渗脾湿。水煎服，每日一剂。

4. 脾肾两虚证

【症状】 不育，或见精液异常，症见精神倦怠，食少便溏，腰酸乏力，头晕耳鸣，或遗精阳痿，舌淡苔白，脉细。

【方名】脾肾双补丸（《先醒斋医学广笔记》）

【组成】人参50克，莲肉（去心，炒黄）50克，菟丝子75克，五味子（蜜蒸，烘干）75克，山萸肉50克，真怀山药（炒黄）50克，车前子（炒）36克，肉豆蔻30克，橘红18克，砂仁18克，（炒，最后入）巴戟天36克，补骨脂50克。

【功效】滋阴健脾，补肾助阳。

【方解】方中人参、莲肉、山药、车前子益气健脾渗湿；菟丝子、山萸肉、肉豆蔻、五味子、巴戟天、补骨脂滋补肾之阴阳；橘红、砂仁理气运脾，防滋腻碍胃。上药为细末，炼蜜和丸，如绿豆大。每次15克，空腹时服之。

5. 瘀血阻络证

【症状】不育，精液异常，或见无精子，或伴精索静脉曲张，少腹拘急，睾丸刺痛，烦躁，舌质紫暗，苔白，脉沉涩。

【方名】桃红四物汤（《医宗金鉴》）

【组成】桃仁10克，红花12克，熟地黄10克，川芎10克，白芍10克，当归10克。

【功效】养血活血，祛瘀止痛。

【方解】桃仁、红花活血化瘀，行气止痛；熟地黄滋阴养血，当归补血养肝，和血调经；白芍养血柔肝，川芎行气活血，诸药相合，活血而不伤血，化瘀而不伤正。水煎服，每日一剂。

前列腺炎

前列腺炎是指前列腺非特异性感染所致的急、慢性炎症。急性炎症可出现高热，会阴部坠胀、疼痛，尿频、尿急、尿痛、甚至形成脓肿、破溃而出。慢性炎症可出现会阴部不适或疼痛、尿频且有灼热感、小便挟精、遗精等症状。直肠指检，可扪及前列腺大小正常或稍大而硬，表面不规则，可有轻度结节、压痛。

中医认为，本病主要是由于思欲不遂或房事过度，相火妄动，湿热下注，与心、脾、肾等脏腑密切相关。

1. 湿热下注证

【症状】 小便淋涩赤痛，少腹拘急，会阴部胀痛，尿道口滴白浊，舌苔黄腻，脉滑数

【方名】 八正散（《太平惠民和剂局方》）

【组成】 车前子9克，瞿麦9克，萹蓄9克，滑石9克，栀子仁9克，木通9克，大黄9克，炙甘草9克，灯心（煎时加少量）

【功效】 清热泻火，利水通淋。

【方解】 方中瞿麦、萹蓄清利膀胱湿热。滑石、木通、车前子清热利水通淋；栀子仁、大黄清热泻火；灯心导热下行。炙甘草调和诸药，止茎中作痛。诸药研为散，每次6～9克，加入少量灯心水煎去渣后温服。

2. 脾虚湿盛

【症状】 小便流浊，面色不华，肢体困倦，不思饮食，舌淡苔白，脉虚。

【方名】 参苓白术散（《太平惠民和剂局方》）

【组成】 莲子肉50克，薏苡仁50克，缩砂仁50克，炒桔梗50克，白扁豆75克，白茯苓100克，人参100克，炒甘草100克，白术100克，山药100克。

【功效】益气健脾，渗湿止泻。

【方解】方中人参、白术、茯苓益气健脾渗湿；莲子肉、山药助参益气，兼能止泻；扁豆、薏苡仁助白术、茯苓健脾渗湿；缩砂仁醒脾和胃；桔梗宣利肺气，又载药上行。上为细末，每次6克，枣汤送服。

3. 气滞血瘀证

【症状】小便涩滞会阴及小腹下坠胀痛，前列腺肿大坚硬，舌质紫暗，脉弦涩

【方名】少腹逐瘀汤（《医林改错》）

【组成】小茴香3克，干姜3克，延胡索3克，川芎3克，官桂3克，没药3克，当归9克，蒲黄（包煎）9克，炒五灵脂（包煎）6克，赤芍6克。

【功效】活血化瘀、行气通络。

【方解】方中用当归、赤芍、川芎活血祛瘀止痛；小茴香、干姜、官桂温理祛寒止痛；蒲黄、五灵脂、没药活血散瘀止痛；延胡索行气活血。水煎服，日一剂。

4. 肝肾阴虚证

【症状】尿道口常有白浊、会阴坠胀，腰膝酸软，潮热盗汗，舌红少苔，脉细数。

【方名】知柏地黄汤（《小儿药证直诀》）

【组成】熟地黄24克，山药12克，牡丹皮12克，知母12克，黄柏12克，茯苓9克，山茱萸9克，泽泻9克。

【功效】滋肝肾，清泄相火。

【方解】方中重用熟地黄滋阴补肾，益髓填精；山茱萸补肝肾，山药益脾阴，两者皆能固精；泽泻利湿泄浊；牡丹皮清泻相火；茯苓淡

渗脾湿；知母、黄柏清热泻火，滋阴润燥。水煎服，每日一剂。

5. 肾阳不足证

【症状】 小便淋涩挟精，畏寒，腰膝酸冷，阳痿，早泄，舌质淡胖，脉沉弱。

【方名】 金匮肾气丸（《金匮要略》）

【组成】 熟地黄24克，山药12克，山茱萸12克，泽泻9克，茯苓9克，牡丹皮9克，桂枝3克，炮附子3克。

【功效】 补肾助阳。

【方解】 方中熟地黄滋阴补肾为君药。山茱萸、山药补脾养肝而益精血；附子、桂枝助命门以温阳化气，共为臣药。泽泻、茯苓利水渗湿泄浊；牡丹皮清泄肝火，皆为佐药。诸药合用，阴中求阳，少火生气，共奏补肾助阳之功。上为细末，炼蜜为丸。每次6克，日2次，酒送下。

前列腺增生症

前列腺增生症又称前列腺肥大，是前列腺组织退行性良性增生，以排尿困难为主要表现，特点是排尿不畅，点滴而短少、尿频，少腹、会阴部胀或刺痛，严重者出现尿潴留或肾积水、尿毒症、高血压。本病的发生可能与性激素代谢平衡失调有关，其发病率随年龄增长而增高。

中医认为，前列腺增生症病位在膀胱与肾，该病多因肺失肃降，不能通调水道，下输膀胱，或脾失健运，不能升清降浊，或肾的气化失常，开阖不利，以及肝郁气滞，血瘀阻塞，均可影响三焦的气化所致。

1. 膀胱湿热证

【症状】 小便点滴不通，或量极少而短赤灼热，小腹胀满，口苦口黏，或口渴不欲饮，或大便不畅，舌质红，苔黄腻，脉数。

【方名】 八正散（《太平惠民和剂局方》）

【组成】 车前子9克，瞿麦9克，萹蓄9克，滑石9克，栀子仁9克，木通9克，大黄9克，炙甘草9克，灯心（煎时加少量）

【功效】 清热泻火，利水通淋。

【方解】 方中瞿麦、萹蓄清利膀胱湿热。滑石、木通、车前子清热利水通淋；栀子仁、大黄清热泻火；灯心导热下行。炙甘草调和诸药而止茎中作痛。诸药研为散，每次6～9克，加入少量灯心水煎去渣后温服。

2. 脾气不升证

【症状】 小腹坠胀，时欲小便而不得出，或量少而不畅，神疲乏力，食欲不振，气短而语声低微，舌淡，苔薄脉细。

【方名】 补中益气汤（《脾胃论》）

【组成】 黄芪18克，炙甘草9克，人参6克，陈皮6克，升麻6克，柴胡6克，白术10克，当归5克。

【功效】 补中益气，健脾固精。

【方解】 方中重用黄芪补中益气，升阳固表；人参、炙甘草、白术补气健脾；当归养血和营；陈皮理气和胃，使药补而不滞；升麻、柴胡共引清气上行。水煎服，每日一剂。

3. 肾阳衰惫证

【症状】 小便不通或点滴不爽，排出无力，面色苍白，神气怯弱，畏寒肢冷，腰膝冷而酸软无力，舌淡胖，苔薄白，脉沉细或弱。

【方名】 金匮肾气丸（《金匮要略》）

【组成】 熟地黄24克，山药12克，山茱萸12克，泽泻9克，茯苓9克，牡丹皮9克，桂枝3克，炮附子3克。

【功效】 补肾助阳。

【方解】 方中熟地黄滋阴补肾为君药。山茱萸、山药补脾养肝而益精血；附子、桂枝助命门以温阳化气，共为臣药。泽泻、茯苓利水渗湿泄浊；牡丹皮清泄肝火，皆为佐药。诸药合用，阴中求阳，少火生气，共奏补肾助阳之功。上为细末，炼蜜为丸。每次6克，日2次，酒送下。

4. 肝郁气滞证

【症状】 小便不通或通而不爽，情志抑郁，或多烦善怒，胁腹胀痛，舌红，苔薄黄，脉弦。

【方名】 沉香散（《金匮翼》）

【组成】 沉香12克，石韦12克，滑石12克，当归12克，王不留行12克，白芍15克，冬葵子15克，陈皮6克，甘草6克。

【功效】 疏利气机，通利小便。

【方解】 方中陈皮、沉香疏达气机；白芍、甘草化阴柔肝；石韦、滑石、冬葵子通利水道；当归、王不留行行气活血。为末，每次6克，大麦汤调下。

5. 浊瘀阻塞证

【症状】 小便点滴而下，或尿如细线，甚则阻塞不通，小腹胀满疼痛，舌质紫暗，或有瘀点，脉涩。

【方名】 少腹逐瘀汤（《医林改错》）

【组成】 小茴香3克，干姜3克，延胡索3克，川芎3克，官桂3克，没药3克，当归9克，蒲黄（包煎）9克，炒五灵脂（包煎）6克，赤芍6克。

【功效】 活血化瘀、行气通络。

【方解】 方中用当归、赤芍、川芎活血祛瘀止痛；小茴香、干姜、官桂温理祛寒止痛；蒲黄、五灵脂、没药活血散瘀止痛；延胡索行气活血。水煎服，每日一剂。

6. 肺热壅盛证

【症状】 小便不畅或点滴不通，咽干，烦渴欲饮，呼吸急促，或有咳嗽，舌红，苔薄黄，脉数。

【方名】 清肺饮 （《证治汇补》）

【组成】 黄芩9克，栀子9克，泽泻9克，桑白皮12克，茯苓12克，麦冬12克，车前子10克，木通6克。

【功效】 清肺热，利水道。

【方解】 方中黄芩、桑白皮清肺热；麦冬养肺阴；车前子、木通、泽泻、茯苓、栀子清热利水。诸药合用，共奏清肺热，利小便之功。水煎服，每日一剂。

遗　精

遗精是指不因性交而精液自行泄出的病证。遗精为每周发生两次以上，甚或一日数次，在睡梦中发生遗泄，或在清醒时精自滑出，常伴有头昏、眼花、耳鸣、失眠、精神萎靡、腰酸腿软等症状者。本病类似于西医学中的神经衰弱、神经官能症、前列腺炎、精囊炎等疾患造成以遗精为主要症状者。

中医认为，遗精之证，有虚实之分。实证常因肝火亢盛，湿热下注，扰动精室；虚证常因肾虚精关不固，阴虚火旺，内扰精室。

1. 肝火亢盛证

【症状】多为梦遗，阳器易举，烦躁易怒，胸肋不舒，面红目赤，口苦咽干，小便短赤。舌质红，苔黄，脉弦数。

【方名】龙胆泻肝汤（《医方集解》）

【组成】龙胆草3克，黄芩3克，栀子3克，泽泻3克，川木通1.5克，车前子1.5克，当归1.5克，生地黄1.5克，柴胡1.5克，甘草1.5克。

【功效】清热利湿，祛风止痒。

【方解】龙胆草清肝胆实火，泻肝胆湿热；黄芩、栀子清热燥湿；车前子、川木通、泽泻、清热利湿，导湿热下行；生地黄养阴，当归养血活血；柴胡疏畅肝胆；甘草调和诸药。水煎服，每日一剂。

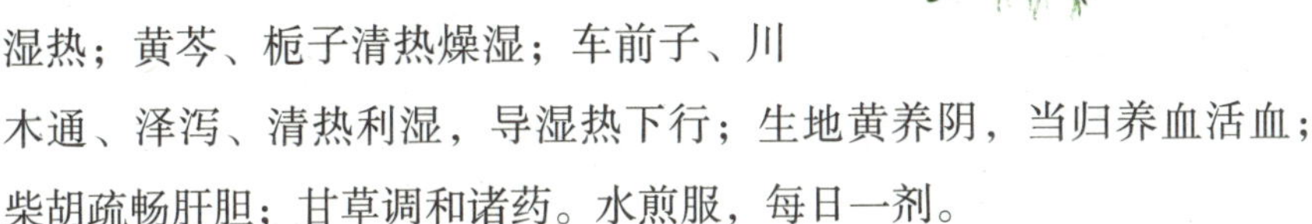

2. 湿热下注证

【症状】遗精频作，或排尿时有精液外流，心烦少寐，口苦或渴，或胸脘闷胀，小便热赤不爽，或见小腹及阴部作胀，舌质红，苔黄腻，脉滑数。

【方名】程氏萆薢分清饮（《医学心悟》）

【组成】萆薢9克，丹参9克，车前子9克，茯苓6克，白术6克，莲子心4克，石菖蒲9克，炒黄柏9克。

【功效】 清热化湿，分清化浊。

【方解】 萆薢、车前子利水渗湿；茯苓、白术健脾利湿；莲子心清热固涩；丹参、石菖蒲、黄柏清热燥湿、泻火解毒。水煎服，每日一剂。

3. 阴虚火旺证

【症状】 多为梦遗，夜寐不安，头目昏花，耳鸣，心悸，神疲乏力，腰腿酸软，五心烦热，盗汗，小便短黄而热感。舌质红，苔少，脉细数。

【方名】 知柏地黄丸 （《医宗金鉴》）

【组成】 熟地黄24克，山萸肉12克，山药12克，泽泻9克，茯苓9克，牡丹皮9克，知母9克，黄柏9克。

【功效】 养阴清热，补益肝肾。

【方解】 方中重用熟地黄滋阴补肾，益髓填精；山萸肉补肝肾，山药益脾阴，两者皆能固精；泽泻利湿泄浊；牡丹皮清泻相火；茯苓淡渗脾湿；知母、黄柏清热泻火，滋阴润燥。上为末，炼蜜为丸，如梧桐子大。每服6克，空腹温水送下。

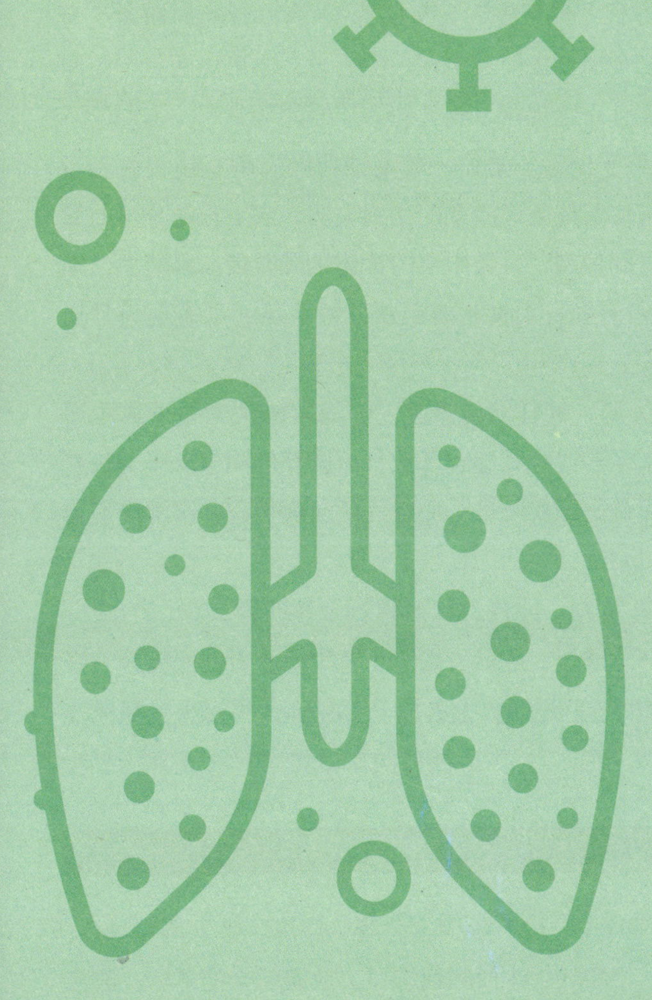

妇科疾病篇

月经先后无定期

月经不按周期来潮，提前或错后超过7天，连续3个周期以上者称“月经先后无定期”，亦称“经行先后无定期”。本病以月经周期紊乱为临床特征，可连续两三个周期提前又出现一次后退，亦可能两三个周期推后又见一次提前，没有一定规律，故又称为“经乱”。

月经先后无定期与下丘脑·垂体·卵巢轴功能失调直接相关。当体内促卵泡生成激素与促黄体生成激素的比例失调，或下丘脑分泌的黄体生成激素释放激素受到抑制，月经中期的黄体生成激素高峰消失，则表现为月经后期。若卵泡发育不良，雌激素分泌不足，则表现为月经提前。

中医认为，气血失调，冲任功能紊乱，血海蓄溢失常是造成本病的主要病机，多由肝气瘀滞或肾气虚衰所致，而以肝郁为主。肝为肾之子，肝气郁滞，疏泄失调，子病及母，使肾气的闭藏失司，故常发展为肝肾同病。

本病治法贵在调理气血、冲任，从而达到调整月经周期。治疗应按病性的虚实寒热或补、或疏、或温、或清。肾气亏虚者补之固之，肝郁气滞者疏之调之，脾气虚弱者益之健之。气血和，冲任调，则经自如期。

1. 肾气亏虚证

【症状】 月经周期时先时后，量少，色淡，质清，带下清稀量多；精神不振，头晕耳鸣，腰酸软，小便频数清长，或尿后余沥不尽，或夜尿频多。舌淡苔白，脉细弱。

【方一】归肾丸（《景岳全书》）

【组成】熟地黄240克，山药120克，山萸肉120克，茯苓120克，当归90克，枸杞子120克，杜仲（盐水炒）120克，菟丝子（制）120克。

【功效】补益肾气，调固冲任。

【方解】归肾丸平补肾气，不寒不热，故宜于肾气亏虚，月经先后无定期者，但方中茯苓行水，非肾气虚小便频数清长者所宜，故去而不用。加益智仁补肾气，缩小便。水煎服，每日一剂。

【方二】右归丸（《景岳全书》）

【组成】熟地黄250克，山药120克，菟丝子120克，鹿角胶120克，杜仲120克，山萸肉90克，枸杞子90克，当归90克，制附子60克，肉桂60克。

【功效】温补肾阳，填精益髓。

【方解】方中附子、肉桂、鹿角胶壮阳祛寒，为君药。熟地黄、山萸肉、山药、枸杞子滋阴填精补髓，为臣药。菟丝子、杜仲补肝肾，强腰膝；当归养血和血，皆为佐药。将熟地黄蒸烂杵膏，余为细末，炼蜜为丸。每次嚼服9克。

2. 肝气失调证

【症状】月经周期先后无定，经量或多或少，色正常或紫红，经行不畅，或有血块。经前乳房或小腹胀痛，经来痛减；精神郁闷，或心烦易怒，或胸闷不舒，时欲太息，两胁胀痛，舌质正常或红，苔薄白或薄黄，脉弦或弦数。

【方一】逍遥散（《太平惠民和剂局方》）

【组成】甘草4.5克，当归9克，茯苓9克，芍药9克，白术9克，柴胡9克。

【功效】疏肝解郁，养血调冲。

【方解】方中柴胡清热疏肝解郁，当归、芍药养血柔肝，白术、茯苓、甘草健脾益气。水煎服，每日一剂。

【方二】定经汤（《傅青主女科》）

【组成】菟丝子（酒炒）15克，白芍（酒炒）12克，当归（酒洗）9克，熟地黄15克，山药（炒）12克，白茯苓12克，荆芥穗（炒黑）9克，柴胡12克。

【功效】疏肝养血，补肾调经。

【方解】方中柴胡、荆芥穗疏肝解郁；当归、白芍养血柔肝；菟丝子、熟地黄，山药补肾气、益精血；茯苓健脾行水。水煎服，每日一剂。

痛 经

关于痛经的病因病机，中医认为，痛经有情志所伤，起居不慎或六淫为害等不同病因，并与素体及经期、经期前后特殊的生理环境有关。在上述致病因素的影响下，气血运行不畅，冲任胞脉受阻，月经排出困难，不通则痛。其病位在冲任、胞宫，变化在气血，表现为痛症。其随月经周期发作，与经期冲任气血变化有关。

痛经的治疗，当以调理冲任气血为主，又须根据不同证型，或行气、或活血、或散寒、或清热、或补虚、或泻实。经期调血止痛治标，平时辨证求因治本，并结合素体情况，或调肝，或益肾，或扶脾，使气血流通，经血畅行。

1. 气滞血瘀证

【症状】 每于经前一、二日或经期中小腹胀痛，拒按，经量少或行经不畅，经色紫黯有块，血块排出后疼痛可减，经净后疼痛自消；常伴见胸胁、乳房作胀，舌质黯或见瘀点，脉弦或弦滑。

【方一】 膈下逐瘀汤 （《医林改错》）

【组成】 当归12克，川芎12克，赤芍15克，桃仁12克，红花9克，枳壳9克，延胡索12克，五灵脂9克，牡丹皮12克，乌药9克，香附12克，甘草6克。

【功效】 理气化瘀止痛。

【方解】 方中以枳壳、乌药、香附理气调肝止痛；当归、川芎养血柔肝、调血止痛；赤芍、桃仁、牡丹皮活血祛瘀；延胡索、五灵脂止痛化瘀；甘草调和诸药缓急止痛。共奏理气化瘀止痛之效。

【方二】 八物汤 （《医垒元戎》）

【组成】 当归15克，芍药12克，川芎9克，熟地黄15克，川楝子6克，木香12克，槟榔9克，延胡索12克。

【功效】 养血和血，理气止痛。

【方解】 本方以四物汤养血和血，川楝子、延胡索疏肝行气止痛，木香、槟榔理气行滞，气行血畅，则无痛虑。水煎服，每日一剂。

2. 寒凝血瘀证

（1）阳虚内寒型

【症状】 经期或经后小腹冷痛喜按，得热痛减，经量少，经色黯淡；腰腿酸软，小便清长，脉沉、苔白润。

【方一】 温经汤 （《金匮要略》）

【组成】 吴茱萸20克，当归12克，芍药12克，川芎9克，人参9克，生姜3片，麦冬12克，半夏9克，牡丹皮12克，阿胶11克，桂枝6克，甘草6克。

【功效】温经暖宫，调血止痛。

【方解】本方用此以吴茱萸、桂枝温经散寒兼通血脉以止痛；当归、川芎养血调血止痛；阿胶、麦冬养血益阴，牡丹皮化瘀行血；芍药、甘草缓急止痛；人参益气，元气不虚者可去之；生姜、半夏温中和胃安冲气，疼痛而见恶心呕吐者宜用。水煎服，每日一剂。

【方二】当归四逆汤（《伤寒论》）

【组成】当归12克，白芍12克，桂枝6克，细辛1.5克，通草9克，大枣3枚，甘草6克。

【功效】温经散寒止痛。

【方解】本证借用此方，以其能除厥阴虚寒而止痛。方中当归补血活血，白芍和营养血，通草通利经脉，桂枝、细辛温经散寒止痛，大枣、甘草和中调营。水煎服，每日一剂。

（2）寒湿凝滞型

【症状】经前数日或经期小腹冷痛，得热痛减，按之痛甚，经量少，经色黯黑有块；或有畏冷身痛，苔白腻，脉沉紧。

【方名】少腹逐瘀汤（《医林改错》）

【组成】小茴香3克，干姜3克，延胡索3克，川芎3克，官桂3克，没药3克，当归9克，蒲黄（包煎）9克，炒五灵脂（包煎）6克，赤芍6克。

【功效】温经散寒除湿，活血理气止痛。

【方解】方中用当归、赤芍、川芎活血祛瘀止痛；小茴香、干姜、官桂温理祛寒止痛；蒲黄、五灵脂、没药活血散瘀止痛；延胡索行气活血。水煎服，日一剂。

3. 湿热瘀阻证

【症状】经前、经期小腹胀痛，拒按，有灼热感，或伴有腰骶部胀痛；或平时小腹部时痛，经来疼痛加剧，经色黯红，质稠或有块；素常带下量多，色黄质稠有臭味；或伴有低热起伏，小便黄赤；舌质红，苔黄腻，脉滑数或弦数。

【方一】清热调血汤加减（《古今金鉴》）

【组成】牡丹皮12克，黄连15克，生地黄15克，当归9克，白芍12克，川芎9克，红花9克，桃仁9克，莪术9克，香附12克，元胡12克，红藤9克，败酱草12克，薏苡仁9克。

【功效】清热除湿，化瘀止痛。

【方解】本方以桃红四物汤为基础以养血活血，牡丹皮凉血化瘀，生地黄清热凉血，黄连清热解毒燥湿，香附、元胡、莪术调气止痛，加红藤、败酱草、薏苡仁增强清热除湿，消瘀止痛之功。水煎服，每日一剂。

【方二】芍药汤（《素问病机气宜保命集》）

【组成】芍药15克，甘草6克，木香12克，槟榔9克，肉桂3克，当归12克，黄芩12克，黄连9克，大黄6克。

【功效】行气止痛，和血调经。

【方解】本方用此以芍药、甘草缓急止痛，木香、槟榔行气止痛；肉桂（小量）、当归和血调血止痛；黄芩、黄连清热燥湿；大黄导滞泻热。水煎服，每日一剂。

4. 气血虚弱证

【症状】经前或经期小腹隐隐作痛，喜揉按，月经量少、色淡、质薄；神疲乏力，面色萎黄，或食欲不振，舌质淡，苔薄白，脉细弱。

【方一】圣愈汤（《兰室秘藏》）

【组成】人参9克，黄芪12克，熟地黄15克，当归9克，川芎12克，生地黄12克。

【功效】益气补血止痛。

【方解】本方加减后用于本证痛经，以人参、黄芪补气，四物养血调血。水煎服，每日一剂。

【方二】十全大补汤（《太平惠民和剂局方》）

【组成】人参9克，黄芪30克，白术12克，茯苓12克，甘草6克，肉桂3克，当归9克，川芎9克，白芍12克，熟地黄15克。

【功效】补气养血，调经止痛。

【方解】方中四君加黄芪以补气，四物以补血，肉桂温阳散寒。全方共奏益气补血止痛之功。水煎服，每日一剂。

5. 肝肾亏虚证

【症状】经期或经后一、二日内小腹绵绵作痛，经色黯淡，经量少而质薄；或有耳鸣、头晕、眼花；或腰酸，小腹空坠不温；或潮热、脉细弱或沉细，苔薄白或薄黄。

【方一】调肝汤（《傅青主女科》）

【组成】当归15克，白芍12克，山茱萸15克，巴戟天12克，阿胶11克，山药12克，甘草6克。

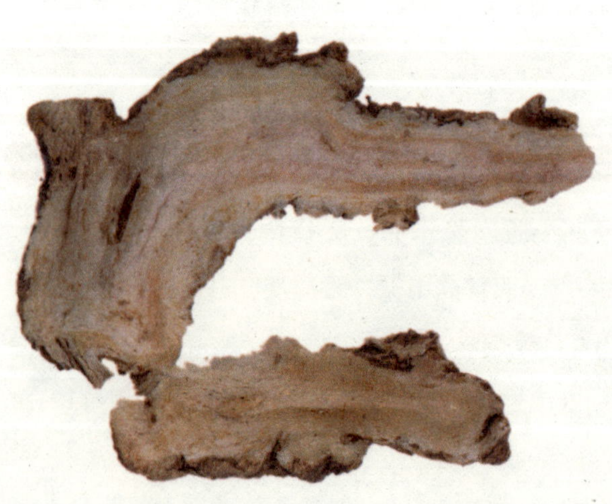

【功效】益肾养肝止痛。

【方解】方中当归、白芍养血柔肝，山茱萸益精气、养肝肾，巴戟天温肾益任，阿胶滋阴益血，山药健脾补中，甘草调和诸药。

全方补肾益精养血健脾以调达肝气之功。水煎服，每日一剂。

【方二】益肾调经汤（《中医妇科治疗学》）

【组成】巴戟天12克，熟地黄15克，续断12克，杜仲12克，当归9克，白芍12克，台乌9克，焦艾叶12克，益母草9克。

【功效】补肾益精，活血调经。

【方解】方中巴戟天、杜仲、续断补肾，熟地黄益精养血，当归、白芍养血柔肝，焦艾叶、台乌温宫理气止痛，益母草活血调经。水煎服，每日一剂。

闭　经

凡引起脏腑功能失常，气血失调，以致肾、天癸、冲任、胞宫任何一个环节发生功能失调或器质性病损都可导致闭经。先天肾气未充，天癸未至或迟至，乃至冲脉不盛，任脉未通，故月经不潮；或因后天肾气受损，或因气血虚弱，冲任虚损；或因情志伤肝，气滞血瘀，冲任阻隔；或因痰湿、脂膜瘀阻冲任，经络受阻。闭经的发病机理可分为虚实两类，虚者血海空虚，无血可下；实者经隧阻隔，经水不行。

1. 肾阴不足证

【症状】年逾十八尚未行经；或由月经后期量少逐渐发展至闭经；体质虚弱，腰酸腿软，头晕耳鸣。舌淡红、苔少，脉沉弱或细涩。

【方一】归肾丸（《景岳全书》）

【组成】熟地黄240克，山药120克，山萸肉120克，茯苓120克，当归90克，枸杞子120克，杜仲（盐水炒）120克，菟丝子（制）120克。

【功效】补肾养肝调经。

【方解】归肾丸平补肾气，不寒不热，故宜于肾气亏虚，月经先后无定期者，但方中茯苓行水，非肾气虚小便频数清长者所宜，故去而不用。加益智仁补肾气，缩小便。水煎服，每日一剂。

【方二】加减苁蓉菟丝子丸（《中医妇科临床手册》）

【组成】肉苁蓉15克，菟丝子12克，覆盆子12克，淫羊藿12克，桑寄生12克，枸杞子15克，当归9克，熟地黄15克，焦艾叶12克，紫河车（研末冲服）3克。

【功效】补肾填精，养血调经。

【方解】方中肉苁蓉、菟丝子、淫羊藿、紫河车温肾助阳，养血填精；枸杞子、熟地黄滋肾养肝；当归、艾叶温经养血；桑寄生补肾通络；覆盆子补肾益精。水煎服，每日一剂。

2. 气血虚弱证

【症状】月经逐渐后延，量少，经色淡而质薄，继而停闭不行；或头昏眼花，或心悸气短神疲肢软，或食欲不振，毛发不泽易脱落，羸瘦萎黄。舌淡苔少或薄白，脉沉缓或虚数。

【方一】人参养荣汤（《太平惠民和剂局方》）

【组成】人参9克，黄芪15克，煨白术12克，茯苓12克，远志9克，陈皮12克，五味子12克，当归12克，白芍12克，熟地黄12克，桂心6克，炙甘草6克。

【功效】补气养血调经。

【方解】方中人参大补元气，配以黄芪、白术、茯苓、陈皮、甘草补益中气；当归、白芍、熟地黄养血调经；五味子益气养心；远志宁心安神；桂心温阳和营。水煎服，每日一剂。

【方二】八珍汤（《正体类要》）

【组成】人参3克，白术3克，白茯苓3克，当归3克，白芍3克，川芎3克，熟地黄3克，炙甘草1.5克，姜、枣适量。

【功效】补益气血，调养心脾。

【方解】人参、白术、白茯苓、甘草补气健脾；熟地黄、白芍、当归、川芎补血活血。全方合用，气血双补。水煎服，每日一剂。

3. 阴虚血燥证

【症状】月经周期延后，经量少，色红质稠，渐至月经停闭不行；五心烦热，两颧潮红，盗汗，或骨蒸劳热，或咳嗽唾血。舌红苔少，脉细数。

【方一】加减一阴煎（《景岳全书》）

【组成】生地黄15克，白芍12克，麦冬18克，熟地黄12克，炙甘草9克，知母12克，地骨皮9克，丹参9克，枳壳9克。

【功效】养阴清热调经。

【方解】本方以生地黄、麦冬、知母滋阴清热；熟地黄、白芍养血益精；地骨皮凉血退蒸，除虚热；丹参活血凉血，除烦安神；枳壳调气宽中；甘草调和诸药。水煎服，每日一剂。

【方二】补肾地黄丸（《陈素庵妇科补解》）

【组成】熟地黄12克，枣皮12克，山药9克，茯苓12克，牡丹皮9克，桑螵蛸9克，泽泻12克，知母12克，黄柏9克，玄参12克，龟板9克，麦冬12克，竹叶9克，远志9克，枣仁30克。

【功效】滋阴清肺，清热调经。

【方解】此方以知柏地黄丸滋养肾水，除虚劳；配玄参、龟板、桑螵蛸滋阴敛汗；麦冬、竹叶润肺清虚热；远志、枣仁养心安神。全方能益水源而降浮热。水煎服，每日一剂。

4. 气滞血瘀证

【症状】 月经停闭不行，精神抑郁，烦躁易怒，胸胁胀满，少腹胀痛或拒按。舌边紫黯，或有瘀点，脉沉弦或沉涩。

【方一】 血府逐瘀汤（《医林改错》）

【组成】 川芎5克，桃仁12克，红花9克，赤芍6克，柴胡3克，桔梗5克，枳壳6克，牛膝9克，当归9克，生地黄9克，甘草6克。

【功效】 理气活血，祛瘀通经。

【方解】 因瘀血停滞于胸，使气机受阻、气滞血瘀、肝失柔和；若瘀血化热，则会瘀热上冲、胃气上逆。本方中当归、赤芍、川芎、桃仁、红花活血化瘀；柴胡疏肝解郁；枳壳、桔梗开胸行气；牛膝引热下行；生地清热养阴；甘草调和诸药。水煎服，每日一剂。

【方二】 生化通经汤（《中医妇科治疗学》）

【组成】 酒丹参15克，当归尾6克，桃仁12克，红花12克，泽兰20克，土牛膝6克，香附12克。

【功效】 行气活血，祛瘀通经。

【方解】 方中丹参、当归尾养血活血调经：桃仁、红花、泽兰、土牛膝活血祛瘀通经；香附理气行滞。水煎服，每日一剂。

5. 痰湿阻滞证

【症状】 月经延后，经量少，色淡质粘腻，渐至月经停闭；形体肥胖，胸胁满闷，呕恶多痰，神疲倦怠，或面浮足肿，或带下量多色白，苔腻，脉滑。

【方一】 苍附导痰丸合（《叶天士女科诊治秘方》）

【组成】 茯苓12克，法半夏9克，陈皮12克，甘草6克，苍术12克，香附12克，南星6克，枳壳9克，生姜3片、神曲12克，当归9克，川芎9克。

【功效】 豁痰除湿，调气活血通经。

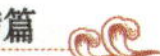

【方解】方中陈皮化痰燥湿和胃健脾；苍术燥湿健脾，南星燥湿化痰，香附、枳壳理气行滞，生姜、神曲温中和胃消滞，当归、川芎活血通经。水煎服，每日一剂。

【方二】丹溪痰湿方（《丹溪心法》）

【组成】苍术12克，白术12克，半夏6克，茯苓12克，滑石12克，香附12克，川芎9克，当归9克。

【功效】燥湿化痰，活血通经。

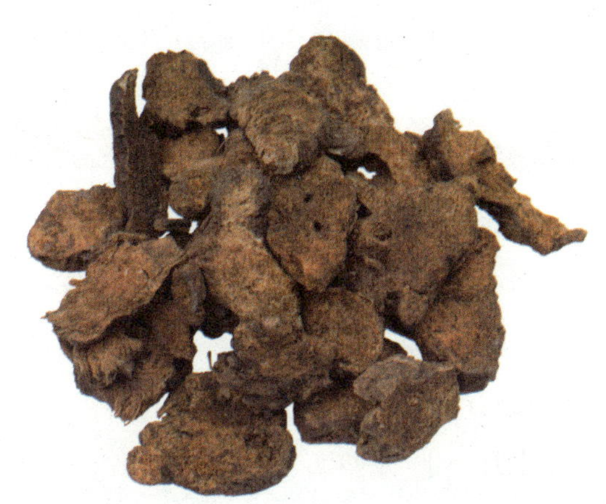

【方解】方中苍术、白术、半夏、茯苓健脾燥湿化痰；滑石利水渗湿，湿去则痰不生；香附理气行滞；当归、川芎养血活血。水煎服，每日一剂。

围绝经期综合征

围绝经期综合征俗称更年期综合征，是指妇女在绝经前后，出现月经紊乱头晕耳鸣，心悸失眠，烦躁易怒，五心烦热，或浮肿便溏，腰背酸楚，倦怠乏力，甚或情志异常等内分泌失调性现象，相当于中医“绝经前后诸证”的范畴。更年期综合征更年期是妇女卵巢功能减退至完全消失的表现。此外，还有社会、文化因素及精神因素等也与之有关。

本病病因病机涉及多个脏腑，尤以肾最为重要。若肾阴不足，不能上济心火，则心火偏亢；乙癸同源，肾阴不足，精亏不能化血，导致肝肾阴虚，肝失柔养，肝阳上亢；肾与脾先后天互相充养，脾阳赖肾阳以温煦，肾虚阳衰，火不暖土，有导致脾肾阳虚。因此，易出现水湿、痰浊、瘀血、气郁等兼夹证。

本病以肾虚为主，辨证要点以肾阴虚、肾阳虚为纲，临床以肾阳虚最为多见，治疗重在调补肾阴肾阳。本病用药宜调补，阴虚不可过于滋腻，以防阻遏阳气；阳虚者不可过用辛燥，过则耗损阴液。

1. 肾阴虚证

【症状】 绝经前后，月经紊乱，月经提前，量少或量多，经色鲜红；头目眩晕，耳鸣，头部、面颊阵发性烘热汗出，五心烦热，腰膝酸疼，足跟疼痛，或皮肤干燥，瘙痒，口干便结，尿少色黄；舌红少苔；脉细数

【方一】 左归丸（《景岳全书》）

【组成】 熟地黄250克，山药120克，枸杞子120克，山萸肉120克，菟丝子120克，鹿角胶120克，龟板胶120克，川牛膝90克。

【功效】 滋阴补肾，填精益髓。

【方解】 方中熟地黄滋肾填阴；山萸肉养肝滋肾，涩精敛汗；枸杞子补肾益精，养肝明目；龟鹿二胶，峻补精髓，兼顾阴阳；菟丝子、川牛膝益肝肾，强筋骨。诸药合用，共奏滋阴补肾，填精益髓之功。上药炼蜜为丸，每次9克，早、晚空腹时，淡盐汤送下。

2. 肾阳虚证

【症状】 经断前后，经行量多，经色淡黯，或崩中漏下；精神萎靡，面色晦黯，腰背冷痛，小便清长，夜尿频数，或面浮肢肿。舌淡，或胖嫩边有齿印，苔薄白，脉沉细弱。

【方名】右归丸（《景岳全书》）

【组成】熟地黄250克，山药120克，菟丝子120克，鹿角胶120克，杜仲120克，山萸肉90克，枸杞子90克，当归90克，制附子60克，肉桂60克。

【功效】温补肾阳，填精益髓。

【方解】方中附子、肉桂、鹿角胶壮阳祛寒，为君药。熟地黄、山萸肉、山药、枸杞子滋阴填精补髓，为臣药。菟丝子、杜仲补肝肾，强腰膝；当归养血和血，皆为佐药。将熟地黄蒸烂杵膏，余为细末，炼蜜为丸。每次嚼服9克。

3. 肾阴阳俱虚证

【症状】经断前后，月经紊乱，量少或多；乍寒乍热，烘热汗出，头晕耳鸣，健忘，腰背冷痛。舌淡，苔薄，脉沉弱。

【方名】二仙汤（《中医方剂临床手册》）

【组成】仙茅9克，淫羊藿15克，巴戟天12克，当归6克，盐知母15克，盐黄柏15克。

【功效】阴阳双补。

【方解】方中仙茅、淫羊藿、巴戟天温补肾阳，知母、黄柏滋阴清热，当归养血和血。水煎服，每日一剂。

妊娠恶阻

妊娠恶阻是指妊娠后出现恶心呕吐，头晕厌食，甚则食入即吐者的反应性改变，又称为“阻病”“子病”或“病食”。

恶阻多发生在孕6～12周左右，孕3个月后多能逐渐消失。妊娠早期仅有恶心欲吐，择食，头晕，是早孕反应不属病态。若频频呕吐，甚则食入即吐，饮食阻隔不下，不但母体迅速消瘦，而且影响胎儿发育，必须及早调治。妊娠呕吐可能与体内激素作用机制和精神状态的平衡失调有关，精神因素可加重病情。

中医认为本病发生机理是冲脉之气上逆，胃失和降所致。妊娠早期，月经骤停，冲任气血不外泄，下聚以养胎元，冲气偏盛，循经脉上逆犯胃。恶阻发生的关键取决于孕妇的体质因素以及脏腑功能的失调。若脾胃虚弱，肝胃不和，上逆之冲气乘虚犯胃，乃至胃失和降，发为恶阻。随着胎体渐大，脏腑气血与胎气之间已能互相协调适应，不再上逆。

1. 脾胃虚弱证

【症状】 妊娠早期，恶心呕吐不食，甚则食入即吐，口淡，呕吐清涎，头晕体倦，脘痞腹胀，舌淡，苔白，脉缓滑无力。

【方名】 香砂六君子汤（《名医方论》）

【组成】 人参6克，白术10克，茯苓10克，甘草3克，半夏9克，陈皮10克，木香9克，砂仁6克，生姜（三片）。

【功效】 健脾和胃，降逆止呕。

【方解】 方中以四君健脾胃，和中气为君；砂仁、半夏、木香、陈皮理气和中，醒脾和胃，降逆止呕，为臣；生姜温胃止呕为佐使。全方补脾胃，降逆气，使呕吐得止。水煎服，每日一剂。

2. 肝脾不和证

【症状】 妊娠早期，恶心，呕吐酸水或苦水，恶闻油腻，烦渴，口干口苦，头胀而晕，胸满胁痛，嗳气叹息，舌淡红，苔微黄，脉弦滑。

【方一】陈皮竹茹汤（《金匮要略》）

【组成】陈皮12克，竹茹12克，大枣5枚、人参3克，生姜3片、甘草6克。

【功效】清肝和胃，降逆止呕。

【方解】方中陈皮理气和胃、降逆止呕，合竹茹清热安中共为君；人参补益中气，与陈皮合用使行中有补，生姜和胃止呕，与竹茹配合则清中有温，共为臣；甘草、大枣益气和胃为佐使。水煎服，每日一剂。

【方二】苏叶黄连汤（《温热经纬》）

【组成】苏叶12克，川连10克。

【功效】清热和胃止呕。

【方解】方中苏叶通肺胃，川连清胃热，共同调和肺胃之气，其呕自止。水煎服，每日一剂。

先兆流产

妊娠期阴道少量下血，时下时止而无腰酸腹痛者，称为胎漏，又名漏胞、漏经。若妊娠期仅有腰酸腹痛或下腹坠胀，或伴有少量阴道出血者，称为胎动不安。胎漏、胎动不安是小产的先兆，西医称之为“先兆流产”。

中医认为，胎漏、胎动不安的主要病机是冲任损伤、胎元不固。妊娠是胚胎寄生于母体子宫内生长发育和成熟的过程。母体和胎儿必须相互适应，否则发生流产。中医把母、胎之间的微妙关系以“胎元”来涵盖，包括胎气、胎儿、胎盘三个方面。影响冲任损伤、胎元不固的常见病因病机有肾虚、血热、气血虚弱和血瘀。

1. 肾虚证

【症状】妊娠期阴道少量出血，色淡黯，腰酸、腹痛、下坠，或曾屡孕屡堕，头晕耳鸣，夜尿多，眼眶黯黑或有面部黯斑，舌淡黯，苔白，脉沉细滑尺脉弱。

【方一】寿胎丸（《医学衷中参西录》）

【组成】菟丝子10克，桑寄生9克，续断12克，阿胶11克（烊化）。

【功效】补肾健脾，益气安胎。

【方解】方中菟丝子补肾养精，益阴而固阳；桑寄生、续断固肾强腰，安胎止痛；阿胶滋阴养血止血。水煎服，每日一剂。

【方二】补肾安胎饮（《中医妇科治疗学》）

【组成】菟丝子12克，续断10克，杜仲10克，狗脊9克，补骨脂9克，人参6克，白术12克，阿胶11克，艾叶10克。

【功效】补肾益精，安胎止痛。

【方解】方中菟丝子补肾益精；续断、杜仲、狗脊补肾强腰，安胎止痛；补骨脂温肾助阳，暖脾土而煦膀胱；人参、白术益气固胎；配阿胶、艾叶养血止血，安胎止痛。水煎服，每日一剂。

2. 血热证

【症状】妊娠期阴道少量下血，色鲜红或深红，质稠，或腰酸，口苦咽干，心烦不安，便结溺黄，舌质红，苔黄，脉滑数。

【方一】保阴煎（《景岳全书》）

【组成】生地黄12克，熟地黄10克，白芍15克，山药12克，川续断9克，黄芩9克，黄柏9克，生甘草6克。

【功效】清热凉血，养血安胎。

【方解】 本方生地黄养阴凉血止血；熟地黄滋肾水益真阴；白芍配地黄养血敛阴；山药益肾固精；续断补肝肾，固冲止血；黄柏制相火，退虚热；黄芩清热泻火止血；生甘草调和诸药。水煎服，每日一剂。

【方二】 清热安胎饮 （《刘奉五妇科经验》）

【组成】 山药15克，黄连3克，石莲6克，黄芩10克，川连9克，椿根白皮9克，侧柏炭9克，阿胶11克。

【功效】 清热安胎，凉血止血。

【方解】 方中黄芩、黄连清热安胎；石莲健脾补肾，滋养阳液；椿根白皮味苦涩寒，收涩止血；侧柏叶苦涩微寒凉血止血，炒炭后又能收敛止血。阿胶本属甘平，刘老先生体会该药甘而微寒，有清热凉血，益阴安胎之功，又由于阿胶性粘腻，能凝固血络善于止血，对妊娠患者既能安胎又可定痛；山药味甘性平，健脾补肾，补而不热。水煎服，每日一剂。

3. 气血虚弱证

【症状】 妊娠期少量阴道出血，色淡红，质清稀。或小腹空坠而痛，腰酸，面色㿠白，心悸气短，神疲肢倦，舌质淡，苔薄白，脉细弱略滑。

【方一】 胎元饮 （《景岳全书》）

【组成】 人参9克，杜仲12克，白芍12克，熟地黄10克，白术10克，陈皮9克，炙甘草6克。

【功效】 补气养血，固肾安胎。

【方解】 方中人参、白术、炙甘草甘温益气，健脾调中，助生化之源。熟地黄、白芍滋阴养血，填其所虚，杜仲补肾安胎，配陈皮理气健脾。水煎服，每日一剂。

【方二】 安胎饮 （《证治准绳》）

【组成】当归12克，川芎10克，熟地黄9克，白芍9克，黄芪12克，阿胶11克，白术9克，茯苓12克，甘草6克，地榆10克，半夏6克，生姜3片

【功效】补血调血，益气安胎。

【方解】方中熟地黄、当归、白芍、川芎合为四物汤，具补血调血之功，动静相配，补而不滞，黄芪甘温善能补气，伍当归有阳生阴长，气旺血生之效，黄芪皆可升阳有举载胎元免于下坠之力。白术、茯苓、甘草健脾益气载胎。阿胶、地榆养血止血，配半夏、生姜降逆化痰，和中止呕。故于血虚较甚胎失所养而病胎漏或胎动不安，兼见因冲气上逆而呕恶不适者，服之为宜。水煎服，每日一剂。

缺　乳

缺乳是指产后哺乳期内，产妇乳汁甚少或无乳可下者，又称“产后乳汁不行”。

缺乳的特点是产后开始哺乳时即觉乳房不胀，乳汁稀少，以后稍多但不够；产后哺乳开始时即全无乳汁；新产后哺乳正常，因突然高热或七情所伤后，乳汁骤减，不足以喂养婴儿。

中医认为，本病常见的病因有气血虚弱和肝郁气滞或痰浊阻滞，主要病机为乳汁生化不足或乳络不畅。

1. 气血虚弱证

【症状】产后哺乳时，乳汁不充，甚或全无，不够喂养婴儿，乳房无胀感而柔软，乳汁清稀。产褥期可见恶露多或恶露不绝；面色少

华，神疲乏力，食欲不振，舌淡白或淡胖，苔白，脉细弱。

【方一】通乳丹（《傅青主女科》）

【组成】人参9克，黄芪15克，当归12克，麦冬9克，通草9克，桔梗12克，七孔猪蹄（二个，去爪壳）

【功效】补气养血增液，佐以通乳。

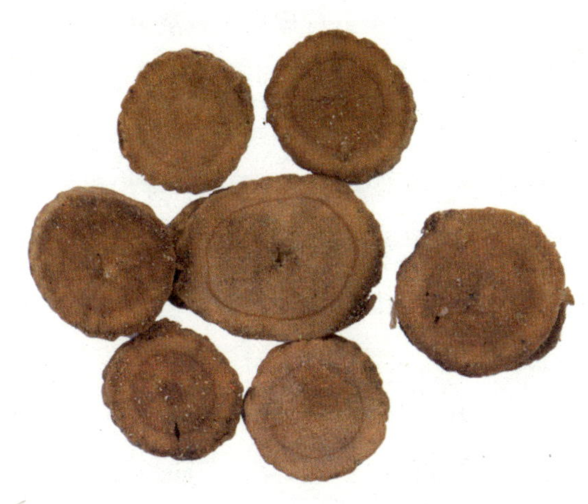

【方解】本方为傅氏治疗产后气血两虚、乳汁不下之专用方。当归、麦冬养血滋溃；猪蹄为血肉有情之品，补益滋养通乳：人参、黄芪既能补气健脾生血以化乳，又能补气行气以通乳；通草宣络通乳；桔梗载诸药达胸乳。水煎服，每日一剂。

【方二】猪蹄汤（《胎产心法》）

【组成】猪蹄一对，人参9克，白术12克，茯苓12克，甘草9克，熟地黄12克，当归12克，川芎12克，白芍12克，炙黄芪12克，漏芦12克，陈皮12克，木通12克。

【方解】方中八珍沥加黄芪补气补血生化乳汁，陈皮理气，漏芦、木通通络下乳，全方有补气养血滋液、通乳之效。但木通苦寒伤肾，不能重用。先取猪蹄一对，取汁煎药服之。

2. 肝郁气滞证

【症状】产后乳汁甚少或全无，或平日乳汁正常或偏少，突然七情所伤后，乳汁骤减或点滴皆无，乳汁稠，乳房胀硬而痛，或有微热；

精神抑郁，胸胁胀痛，食欲减退，舌暗红或尖边红，苔微黄，脉弦数。

【方一】 下乳涌泉汤（《清太医院配方》）

【组成】 当归12克，白芍12克，川芎9克，生地黄12克，柴胡12克，青皮9克，天花粉12克，漏芦12克，通草12克，桔梗9克，白芷12克，穿山甲9克，王不留行12克，甘草6克。

【功效】 疏肝解郁通络下乳。

【方解】 方中四物、天花粉补血增液，柴胡、青皮疏肝理气解郁，桔梗、通草理气宣络，漏芦，穿山甲、王不留行通络下乳，《本草纲目》谓“穿山甲入厥阴，阳明经通经下乳要药。”并能软坚散结；白芷祛风消肿止痛，甘草以调诸药，和脾胃。全方有疏肝解都，通络下乳.补血滋液之功。水煎服，每日一剂。

【方二】 通肝生乳汤（《傅青主女科》）

【组成】 白芍12克，柴胡12克，当归12克，白术9克，熟地黄12克，麦冬15克，通草18克，远志12克，藿香12克。

【功效】 疏肝解郁，通经下乳。

【方解】 方中柴胡疏肝解郁，当归、熟地黄、白芍养血活血，麦冬增液生津；白术、藿香健脾化湿，通草通乳，远志通窍安神。全方对肝郁兼脾虚气血不足者尤佳。水煎服，每日一剂。

3. 痰气壅阻证

【症状】 乳汁稀少，或点滴皆无，乳房丰满、柔软无胀感；形体肥胖，胸闷泛恶，或食多乳少或大便溏泄，舌质胖苔白腻，脉沉细。

【方名】 漏芦散（《太平惠民和剂局方》）

【组成】 漏芦12克，蛇蜕9克，瓜蒌10个。

【功效】 健脾化痰、佐以通乳。

【方解】 方中漏芦通经下乳，蛇蜕祛风定惊，全方有补气健脾、调补冲任、化瘀通乳之效。水煎服，每日一剂。

4. 血瘀证

【症状】产后寒热时作，恶露不下，或下亦甚少，色紫黯有块、小腹疼痛拒按；口干不欲饮，舌紫黯或有瘀点，脉弦涩。

【方一】活络效灵丹（《医学衷中参西录》）

【组成】当归9克，丹参12克，乳香9克，没药9克。

【功效】活血化瘀，佐以清热解毒。

【方解】方中当归、丹参养血活血，乳香、没药散瘀定痛。水煎服，每日一剂。

【方二】桃仁消瘀汤（《中医妇科治疗学》）

【组成】丹参12克，当归尾9克，土牛膝12克，桃仁9克，红花12克，乳香9克，蕺菜9克。

【功效】活血化瘀，通经止痛。

【方解】方中丹参、归尾、土牛膝活血通经；桃仁，红花破瘀活血，乳香散瘀止痛；蕺菜清热解毒。水煎服，每日一剂。

产后腹痛

产妇在产褥期内，发生与分娩或产褥有关的小腹疼痛，称为“产后腹痛”。其中因瘀血引起者，又称“儿枕痛”。本病相当于西医学的产后宫缩痛及产褥感染引起的腹痛，以新产后多见。

产后腹痛的主要机理有不荣而痛与不通而痛。产后腹痛有虚实之分。血虚者，小腹隐痛，喜按，恶露量少，色淡；血瘀者，小腹疼痛拒按，恶露量少，色黯有块；热结者，小腹灼痛，按之剧痛，恶露初则量多，继则量少，甚如败脓。

1. 血虚证

【症状】 产后小腹隐隐作痛，喜揉喜按，恶露量少，色淡，头晕眼花，心悸怔忡，大便秘结，舌淡红，苔薄白，脉细弱。

【方名】 肠宁汤（《傅青主女科》）

【组成】 当归12克，熟地黄12克，阿胶11克，人参9克，山药12克，续断9克，麦冬9克，肉桂3克，甘草6克。

【功效】 养血益气，缓急止痛。

【方解】 方中当归、熟地黄、阿胶养血滋阴；人参、山药、甘草益气健脾以资化源；续断补肝肾，益精血；麦冬养阴生津，佐以少量肉桂以温通血脉。全方合用，养血益阴，补气生津，血旺则胞脉得以濡养，气旺则率血以行，其痛可除。水煎服，日一剂。

2. 血瘀证

【症状】 产后小腹疼痛拒按，得热痛减，恶露量少，色紫黯，夹有血块，块下痛减，形寒肢冷，面色青白，舌淡黯，脉沉紧或沉弦。

【方名】 生化汤（《傅青主女科》）

【组成】 当归9克，川芎12克，桃仁12克，炮姜3克，炙甘草6克。

【功效】 温经活血，祛瘀止痛。

【方解】 方中当归、川芎补血活血；桃仁化瘀止痛；炙甘草补气缓急止痛；炮姜温经止痛。全方寓攻于补之中，化瘀血，生新血，血行流畅，通则痛止。水煎服，日一剂。

3. 热结证

【症状】产后小腹疼痛拒按，或灼热疼痛，恶露初则量多，继则量少，色紫黯或如败脓，其气秽臭，高热不退，口渴欲饮，大便秘结，小便短赤，舌红绛，苔黄而燥，或起芒刺，脉弦数。

【方名】大黄牡丹汤（《金匮要略》）

【组成】大黄12克，牡丹皮9克，桃仁12克，冬瓜仁30克，芒硝9克。

【功效】泻热逐瘀，活血止痛。

【方解】方中大黄、芒硝荡涤瘀结，通腑泄热；桃仁、牡丹皮凉血祛瘀，与大黄同用逐瘀力更强；冬瓜仁清热消痈排脓。水煎服，日一剂。

产后排尿异常

产后排尿异常是指妇人产后发生小便不通，或频数甚至失禁的总称，又被称为“产后小便异常”。产后小便不通是指妇人新产后排尿困难，甚至小便闭塞不通，亦称“癃闭”。产后小便频数是指妇人产后小便次数增多，甚至日溲数十次。产后小便失禁则是指妇人产后排尿不能自己控制，也称“产后遗尿”。上述三种病变临床症状虽有不同，但其病因病机基本相同，常是同一病因病机的不同表现。

中医认为，本病的发生主要是膀胱气化失司所致，但与肺、脾、肾三脏有关。因肾司二便，与膀胱相表里，温煦控制膀胱的气化。肺主一身之气，通调水道，下输膀胱。脾主中气，运化水液。

1. 气虚证

【症状】新产后妇人小便不通，小腹胀急坐卧不安，或小便频数，或时欲小便不得出，甚或失禁；面色无华，神疲气短，懒言语细，四肢无力，食欲不振，舌淡苔白，脉细弱。

【方名】升阳调元汤（《万氏女科》）

【组成】人参9克，黄芪20克，炙甘草6克，升麻9克，益智仁12克。

【功效】补气升清，化气行水。

【方解】方中人参，黄芪、炙甘草、升麻，补中益气升清，使膀胱得以气化而通溺。益智仁补肾缩小便。水煎服，每日一剂。

2. 肾虚证

【症状】产后小便不通，小腹胀急而痛，或尿意频欲数解不能，或水便频数，日夜数十次之多，或小便失禁，或夜间遗尿；面色晦暗，腰膝酸软，形寒怕冷，舌淡黯苔白，脉沉细无力。

【方名】桑螵蛸散（《千金翼方》）

【组成】桑螵蛸15克，鹿茸12克，黄芪15克，人参9克，牡蛎30克，厚朴12克，赤石脂24克。

【功效】补肾温阳，化气行水。

【方解】方中桑螵蛸补肾缩小便，鹿茸补元阳，温肾补督，黄芪、人参补气升提、牡蛎、赤石脂固涩敛小便，厚朴化气。全方有补肾回阳，益气固涩之功。水煎服，每日一剂。

3. 湿热蕴结证

【症状】产后尿意频数，尿道灼热，涩痛，或小便艰涩不通.溺黄，兼见外阴伤口愈合不良；口干苦，胸闷纳呆，大便不畅，舌红，舌根黄腻苔，脉数。

【方名】加味五淋散（《医宗金鉴》）

【组成】焦栀子12克，赤茯苓12克，当归12克，白芍12克，黄芩15克，甘草9克，生地黄12克，泽泻12克，车前子12克，滑石18克，通草12克，益母草12克。

【功效】清热利湿通淋。

【方解】此方当归、白芍、生地黄养阴，焦栀子、黄芩清热泻火，赤茯苓、泽泻、车前子、滑石、通草、益母草利湿通淋，甘草调和诸药。水煎服，每日一剂。

4. 膀胱损伤证

【症状】多因产理不顺，或接生不慎，手术损伤膀胱，出现产后小便失约而自遗，或排尿淋漓夹血丝；面色苍白无华，表情痛苦，舌淡苔白，脉细弱。

【方名】黄芪当归散（《医宗金鉴》）

【组成】黄芪15克，当归12克，人参9克，白术12克，白芍12克，甘草6克，生姜3片，大枣3枚，猪尿脬3个。

【功效】补气养血固脬。

【方解】方中人参、黄芪、白术、甘草补气；当归、白芍补血；猪尿脬以形补形，固补膀胱。全方有补气养血。祛瘀固脬之功。对新产后妇人的脬损，或可获救。水煎服，每日一剂。

子宫脱垂

子宫脱垂是指子宫从正常位置沿阴道下降，宫颈外口达坐骨棘水平以下，甚至子宫全部脱出于阴道口以外的疾病。本病常合并阴道前壁和后壁膨出。

中医认为，子宫脱垂与分娩损伤有关，患者素体虚弱，中气不足，分娩损伤，冲任不固，带脉失约，或经行产后负重操劳，耗气伤中；或久居湿秽之地，寒湿袭于胞络，损伤冲任带脉而下脱；或先天不足，或房劳多产，伤精损肾；或年老体弱，肾气亏虚，冲任不固，带脉弛纵，无力系胞，而致子宫脱出。亦见于长期慢性咳嗽、便秘、年老体衰之体。

1. 气虚证

【症状】 阴道中有物突出，坠胀后重，平卧则回纳还纳，过劳则突然加重，带下量多，质稀色白；小腹下坠，四肢乏力，少气懒言，面色少华，小便频数，舌淡苔薄，脉虚细。

【方名】 补中益气汤（《脾胃论》）

【组成】 黄芪18克，炙甘草9克，人参6克，陈皮6克，升麻6克，柴胡6克，白术10克，当归5克。

【功效】 补气升提。

【方解】 方中重用黄芪补中益气，升阳固表；人参、炙甘草、白术补气健脾；当归养血和营；陈皮理气和胃，使药补而不滞；升麻、柴胡共引清气上行。水煎服，每日一剂。

2. 肾虚证

【症状】 阴道中有物脱出阴道口外，久脱不复；腰膝酸软，小便频数，夜间尤甚，小腹下坠，头晕耳鸣，舌淡红，脉沉弱。

【方名】 大补元煎（《景岳全书》）

【组成】 当归12克，山萸肉24克，杜仲12克，枸杞子12克，山药12克，金樱子12克，鹿角胶12克，芡实12克，紫河车6克。

【功效】 补肾固脱。

【方解】 方中有当归滋阴养血；杜仲、山萸肉、枸杞子补肝肾；山药健脾和中；鹿角胶、紫河车温肾填精；金樱子、芡实收敛固脱。

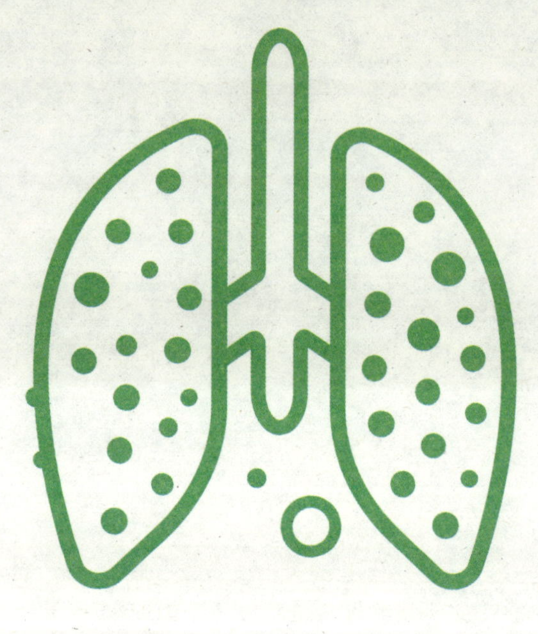

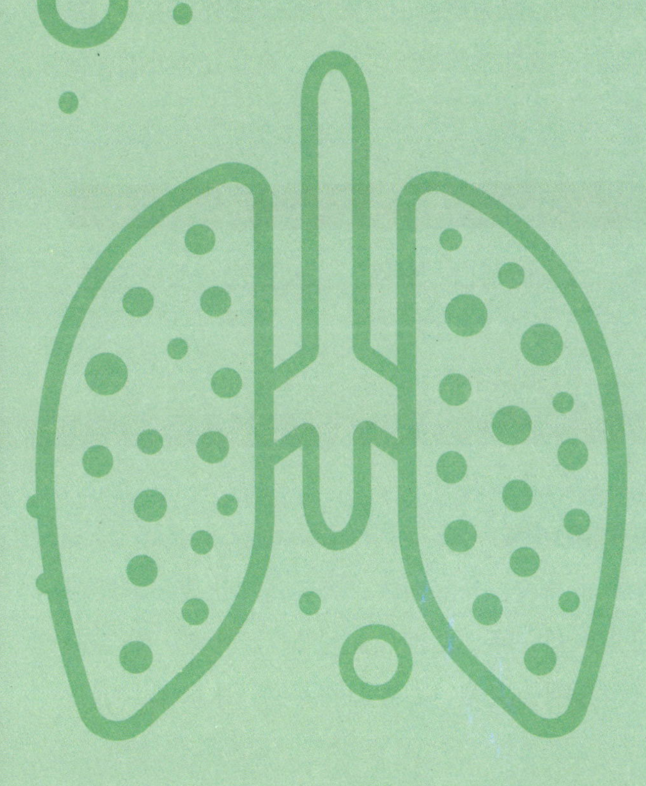

儿科疾病篇

小儿咳嗽

支气管炎多由病毒、肺炎支原体或细菌所致。常见的病毒有流感病毒、腺病毒及呼吸道合胞病毒；常见的细菌包括肺炎链球菌、β溶血性链球菌、葡萄球菌及流感杆菌等。

中医认为，肌肤娇嫩，寒热不知自调，不论邪气从口鼻或从皮毛而入，肺必首当其冲，致使宣降失职，而发为咳嗽。小儿脾胃薄弱，易为乳食、生冷所伤，运化失调，酿为痰浊，上贮于肺，或外邪引发，壅塞气道而发咳嗽。素体虚弱，或外感咳嗽日久不愈，更易复感外邪，使咳嗽屡作。

1. 风寒咳嗽证

【症状】 咳嗽咽痒，痰少而稀白，喷嚏，鼻塞流涕，头痛身楚，恶寒无汗，发热轻，苔薄白，脉浮紧，指纹浮红。

【方名】 杏苏散加减（《温病条辨》）

【组成】 杏仁9克，苏叶9克，半夏9克，茯苓9克，前胡9克，桔梗6克，枳壳6克，甘草3克，生姜3片，大枣3片。

【功效】 解表散寒、宣肺止咳。

【方解】 方中苏叶解肌发表，开宣肺气；杏仁宣肺化痰，前胡疏风降气化痰，桔梗、枳壳一升一降，助杏仁宣利肺气，半夏、茯苓理气化痰；甘草合桔梗宣肺利咽，生姜、大枣调和营卫。水煎服，每日一剂。

2. 风热咳嗽证

【症状】 咳嗽不爽，痰黄粘稠不易咯出，鼻流浊涕，口渴咽痛，伴发热头痛，汗出恶风，舌红，苔薄黄，脉浮数，指纹浮紫。

【方名】 桑菊饮（《温病条辨》）

【组成】 桑叶9克，菊花9克，杏仁6克，连翘5克，薄荷3克，桔梗6克，芦苇根6克，生甘草3克。

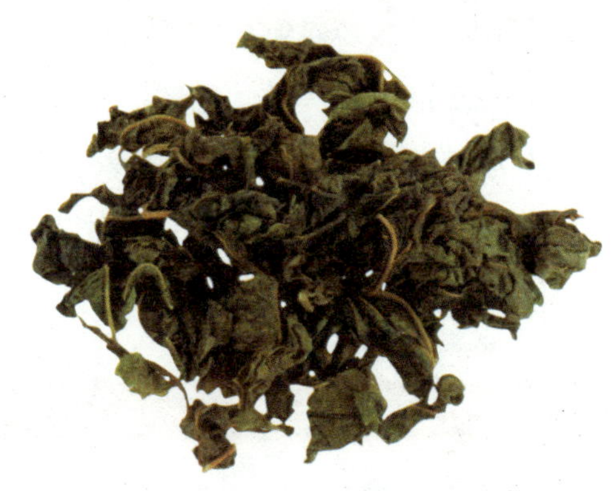

【功效】 辛凉解表，宣肺止咳。

【方解】 方中桑叶清宣肺热而止；菊花疏散风热，清利头目；杏仁、桔梗宣利肺气而止咳；连翘清热解毒；薄荷疏散风热；芦苇根清热生津而止渴；甘草调和诸药。水煎服，每日一剂。

3. 风燥咳嗽证

【症状】 干咳或痰少黏稠难以咯出，或痰中带血，或鼻咽干燥，或恶风发热，咽喉疼痛，舌干少津，舌红苔薄，脉浮数，指纹浮紫。

【方名】 桑杏汤加减（《温病条辨》）

【组成】 桑叶3克，川贝母3克，淡豆豉3克，栀子3克，梨皮3克，杏仁4.5克，沙参6克。

【功效】 疏风宣肺，润肺止咳。

【方解】 方中桑叶轻宣燥热；杏仁宣利肺气；淡豆豉助桑叶清宣解表；沙参、梨皮润肺生津；栀子清泄上焦肺热；川贝母清化痰热止咳。诸药合用共奏轻宣温燥之功。水煎服，每日一剂。

4. 肺热咳嗽证

【症状】咳嗽，痰黄稠难咯，发热，面赤唇红，气粗口臭，口渴喜饮，烦躁不安，甚则鼻衄，便干溲赤，舌红，苔黄，脉滑数。

【方名】麻杏石甘汤（《伤寒论》）

【组成】炙麻黄9克，杏仁9克，生石膏18克，炙甘草6克。

【功效】清热泻肺，化痰止咳。

【方解】方中麻黄辛温解表，宣肺平喘；石膏清泄肺胃之热以生津；杏仁苦降肺气而平喘咳；炙甘草益气和中并能调和诸药。水煎服，每日一剂。

5. 痰湿咳嗽证

【症状】咳嗽痰多，色白清稀，痰随嗽出，胸闷纳呆，苔白厚或腻，脉濡或滑。

【方名】二陈汤加减（《太平惠民和剂局方》）

【组成】橘红15克，半夏15克，茯苓9克，炙甘草4.5克，乌梅1个，生姜7片。

【功效】健脾燥湿、化痰止咳。

【方解】方中半夏燥湿化痰，降逆和胃止呕；橘红、茯苓理气燥湿祛痰；生姜降逆化痰，降低半夏毒性；少许乌梅收敛肺气；甘草调和药性而兼润肺之用。水煎服，每日一剂。

6. 脾肺气虚证

【症状】咳嗽无力，痰白清稀，喉中痰声辘辘，面黄唇淡，胸闷纳呆，少气懒言，病程迁延不愈，或反复遇寒则发，自汗，舌淡，苔薄白，脉沉弱。

【方名】六君子汤加减（《妇人良方》）

【组成】人参9克，白术9克，茯苓9克，半夏6克，陈皮6克，甘草6克。

【功效】补益脾肺，温化痰湿。

【方解】方中人参益气健脾，白术健脾燥湿，茯苓健脾渗湿，半夏、陈皮燥湿化痰，甘草益气并调和诸药。水煎服，每日一剂。

小儿哮喘

本病包括支气管哮喘、哮喘性支气管炎和急性毛细支气管炎，以哮鸣、咳嗽、气喘为主要证候的疾病。哮喘为过敏性疾病，其病为吸入异常物质，或感染邪毒，以及气候、运动、精神、饮食和药物等多种因素引起的变态反应，导致支气管痉挛而致哮喘发作。

中医认为，小儿哮喘的病因比较复杂，但不离先天、后天两方面的因素。先天因素多与本病家族史的遗传相关，由于胎禀不足，以及后天失养、反复外感等影响，导致肺、脾、肾三脏不足，以致生痰，使小儿形成痰气内伏的特殊体质状态。这种体质状态与哮喘的发生有密切的关系。后天因素中最多的致病之因是六淫之邪，其次是饮食、劳倦等。本病的病位在肺、脾、肾三脏；病理是痰阻气逆和痰伤气虚；发病机理为外邪袭表和内伤之邪犯肺，累及脾、肾，进而触动伏邪。

1. 寒性哮喘证

【症状】初起多有咳嗽，鼻流清涕，咽痒不适。继之急性发作，喉间哮鸣，气急喘促，痰少色白多沫，形寒无汗，口不渴，饮食乏味，睡眠欠安，大便尚调，有时溏薄，小便清短，神情紧张，面色晄白，或面色晦滞而青，口唇暗滞，舌淡，苔薄白或厚白，脉浮紧有力。

【方名】 射干麻黄汤（《金匮要略》）

【组成】 射干9克，麻黄9克，细辛3克，紫菀6克，款冬花6克，大枣3枚、半夏9克，五味子3克，生姜9克。

【功效】 宣肺祛痰，下气止咳。

【方解】 射干、麻黄开痰结，宣肺气；细辛、生姜温化寒饮；紫菀、款冬花、半夏降气化痰；五味子收敛肺气；大枣安中并调和诸药。水煎服，每日一剂。

2. 热性哮喘证

【症状】 起病之初，频咳，鼻流浊涕，咽红微肿，哮喘发作比较急，喉鸣不已，声高息涌，呼气延长，气喘胸闷，痰粘色黄，身热不宁，口渴汗出，乳食减少，睡眠不实，大便干，小便黄，神烦面赤，口唇干红，舌红，苔薄黄或厚黄，脉数有力。

【方名】 定喘汤（《摄生众妙方》）

【组成】 白果9克，麻黄9克，半夏9克，款冬花9克，杏仁9克，桑白皮9克，苏子6克，黄芩6克，甘草3克。

【功效】 宣肺定喘，清热化痰。

【方解】 方中以麻黄宣肺解表平喘；白果敛肺祛痰定喘；以苏子、杏仁、半夏、款冬花降气平喘，祛痰止咳；桑白皮、黄芩清泄肺热，止咳平喘；甘草调和诸药。水煎服，每日一剂。

3. 实性哮喘证

【症状】 起病急骤，哮鸣气喘频作，或持续不解，呼出为快，胸满喘憋，气怯而慌，咳嗽多重，常有阵发，痰少难咯，身不热，不恶寒，食纳不甘，夜多烦躁，神情不安，面色青晦，口唇淡紫，舌暗红，苔厚白或粘腻，脉沉数有力。

【方名】 小青龙汤加减（《裘沛然方》）

【组成】 麻黄12克，桂枝10克，细辛6克，干姜9克，甘草9克，龙胆草9克，黄芩12克，五味子9克，桃仁12克，杏仁9克，前胡12克，制半夏15克，紫菀15克，枳壳15克。

【功效】 降逆平喘，豁痰化瘀。

【方解】 麻黄、桂枝发汗解表，宣肺平喘；干姜、细辛温化水饮，辛散风寒；制半夏燥湿化痰；五味子敛肺止咳；龙胆草、黄芩清热除湿；桃仁、杏仁止咳平喘；前胡降气祛痰，宣散风热；紫菀止咳化痰；枳壳行气除痰；甘草调和药性。水煎服，每日一剂。

4. 虚性哮喘证

【症状】 起病较缓，哮作有时，气喘无力，早晚咳嗽，痰壅喉间，动则汗出，乳食不振，夜卧不宁，大便稀溏或秘结，小便清长，神乏形虚，面色㿠白，口唇干淡，舌淡，苔少，脉沉无力。

【方名】 苏子降气汤合（《太平惠民和剂局方》）

【组成】 紫苏子9克，半夏9克，当归6克，炙甘草6克，前胡6克，厚朴6克，肉桂3克，生姜2片、大枣1枚、苏叶2克，人参9克，黄芪9克，五味子9克，紫菀9克，熟地黄15克，桑白皮12克。

【功效】 止哮平喘化痰、补肺益气。

【方解】 方中紫苏子降气平喘，祛痰止咳；半夏、厚朴、前胡降气平喘，宽胸祛痰；肉桂温补肾阳；当归养血润燥；生姜、苏叶宣肺散寒；大枣、甘草和中调药。人参、黄芪补益肺气；五味子收敛肺气；熟地黄滋肾；紫菀、桑白皮止咳平喘。水煎服，每日一剂。

小儿呕吐

呕吐是指乳食由胃中上逆，经口吐出的一种证候。古人谓“有声有物谓之吐，有物无声谓之哕”。呕与吐常同时发生，故合称呕吐。又有小儿在哺乳后乳汁自口角唇边流出，称为溢乳，多因乳哺过多过急所致，一般不视为病象。

小儿呕吐以婴幼儿较为常见。胃为“水谷之海”，主受纳水谷，腐熟水谷，以降为顺。凡乳食内伤，外感六淫，胃中蕴热或脾胃虚寒，胃阴不足，肝气犯胃，暴受惊恐，或蛔虫内扰，以及其他脏腑疾病等影响胃的正常功能，导致胃失和降，而引起呕吐。

1. 伤食证

【症状】 呕吐酸腐，不思饮食，脘腹胀满，吐后觉舒，大便秘结或泻下，苔厚腻，脉滑数有力。

【方一】 消乳丸（《证治准绳》）

【组成】 香附60克，神曲30克，麦芽30克，砂仁30克，陈皮15克，炙甘草15克。

【功效】 消乳导滞，和胃降逆。

【方解】 方中神曲、麦芽消乳化滞，健胃和中；陈皮芳香化浊，理气健脾；香附疏肝理气，以助运化；砂仁化湿行气，开胃理脾；炙甘草补中健脾，调和诸药。上药共研细末，水泛为丸。1～3月小儿，每次0.2～0.5克；4～6月小儿，每次0.5～0.8克；7～1岁小儿，每次0.8～1克。每日2～3次，食后用姜汤调服。

【方二】保和丸（《丹溪心法》）

【组成】神曲60克，山楂180克，茯苓90克，半夏90克，陈皮30克，连翘30克，莱菔子30克。

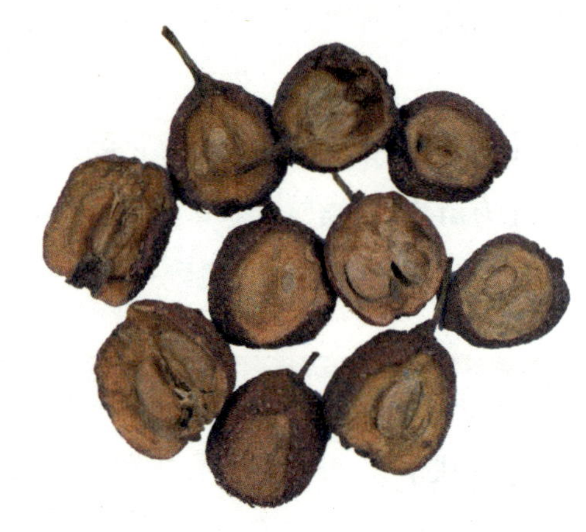

【功效】消食导滞，和胃降逆。

【方解】方中用山楂、神曲、莱菔子消食化积，其中山楂善消肉食油腻之积并行瘀；神曲善消陈腐酒食之积且健脾；莱菔子善消谷面之积而豁痰下气，三药相须为用；半夏、陈皮行气化滞，和胃止呕；茯苓渗湿健脾，和中止泻；连翘清热散结。水煎服，每日一剂。

2. 外感证

【症状】猝然呕吐，流涕，喷嚏，恶寒发热，头身不适，苔白，脉浮。

【方一】藿香正气散（《太平惠民和剂局方》）

【组成】藿香90克，白芷30克，紫苏30克，大腹皮30克，茯苓30克，陈皮60克，厚朴30克，半夏曲30克，白术30克，桔梗60克，炙甘草75克，生姜、大枣（后二药煎加）适量。

【功效】解表化湿，理气和中。

【方解】方中重用藿香，芳香化湿，解表和中，辟秽止呕，善治吐泻；半夏曲、厚朴燥湿降逆，行气消胀；紫苏、白芷解表散寒；陈皮、大腹皮理气化湿；白术、茯苓健脾运湿，和中止泻；桔梗宣肺利膈；甘草调和诸药。研末为散，每次6～9克，用生姜9克，大枣3枚水煎送服。若作汤剂水煎服，用量按原方比例酌减。

【方二】新加香薷饮（《温病条辨》）

【组成】厚朴6克，香薷6克，金银花10克，鲜扁豆花12克，连翘9克。

【功效】祛暑解表，清热化湿。

【方解】香薷善解表祛暑化湿；厚朴行气除满，内化湿滞；鲜扁豆花健脾和中，渗湿消暑；金银花、连翘清热解毒。水煎服，每日一剂。

3. 胃热证

【症状】呕吐频繁，食入即吐，吐物酸臭，口渴多饮，面红目赤，烦躁少寐，舌红，苔黄，脉滑数。

【方名】藿连汤（《幼幼集成》）

【组成】藿香叶3克，黄连3克，厚朴3克，生姜3片、大枣3枚。

【功效】清热和胃，降逆止呕。

【方解】方中用藿香叶芳香化湿，解表和中，辟秽止呕，善治吐泻；厚朴行气除满，内化湿滞；黄连清热和胃；生姜、大枣和胃止呕。水煎服，每日一剂。

4. 胃寒证

【症状】食久方吐，或朝食暮吐，吐出物多为清稀痰水，或不消化乳食残渣，伴面色苍白，精神疲倦，四肢欠温，食少不化，腹痛便溏，唇舌淡白，脉细少力。

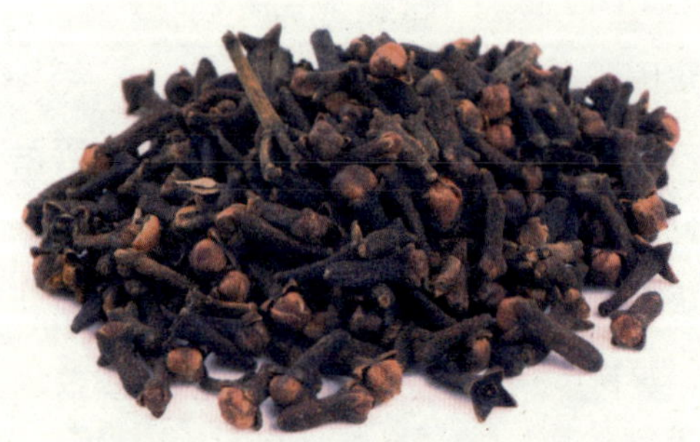

【方名】丁附理中汤（《全国中药成药处方集》）

【组成】人参9克，白术9克，干姜9克，炙甘草9克，丁香12克，白蔻12克。

【功效】温中散寒，和胃降逆。

【方解】丁香、白蔻和胃止呕；干姜温中散寒，扶阳抑阴；人参补脾益气；白术燥湿健脾；炙甘草补气健脾。水煎服，每日一剂。

5. 胃阴不足证

【症状】呕吐反复发作，常呈干呕，饥而不欲进食，口燥，咽干，唇红，大便干结，舌红少津，脉细数。

【方名】麦冬汤（《金匮要略》）

【组成】麦冬70克，半夏10克，人参6克，粳米6克，甘草6克，大枣4枚。

【功效】滋阴养胃，降逆止呕。

【方解】方中重用麦冬养阴生津，滋液润燥，以清虚热；人参、甘草、粳米、大枣益胃气，养胃阴；半夏下气降逆，开通胃气，化其痰涎，且与麦冬相制为用，使全方滋而不腻；甘草兼调和诸药。水煎服，每日一剂。

6. 肝气犯胃证

【症状】呕吐酸苦，或嗳气频频，胸胁胀痛，精神郁闷，易怒易哭，舌边红，苔薄腻，脉弦。

【方一】解肝煎（《景岳全书》）

【组成】白芍12克，荷叶6克，清半夏6克，茯苓6克，陈皮6克，川朴6克，砂仁3克，甘草3克。

【功效】化滞和中，益阴疏肝。

【方解】方中白芍益阴养肝；荷叶芳香疏郁，兼和脾胃；半夏、茯苓、陈皮、砂仁、川朴化湿行滞，调理脾胃；甘草调和主药。水煎服，每日一剂。

【方二】左金丸和（《丹溪心法》）

【组成】黄连9克，吴茱萸1.5克，柴胡6克，枳实6克，白芍6克，炙甘草6克。

【功效】清肝泻火，和胃降逆。

【方解】方中柴胡疏肝解郁，透邪外出；白芍敛阴养血，柔肝缓急；枳实理气解郁，泻热破结；炙甘草益脾和中并调和诸药。黄连既泻肝火，又清胃火；吴茱萸既开肝气之郁结，又制黄连之苦寒。水煎服，每日一剂。

小儿泄泻

泄泻是儿童时期常见的消化道病证，以大便稀薄或水样次数增多为主要临床特征。

中医认为，本病多由外感六淫，内伤饮食，损伤脾胃，导致运化失常而产生。四季均可发病，以夏秋季节多见。年龄愈小发病率愈高，以3岁以下的婴幼儿居多。轻者泄泻预后良好，治疗及时常很快痊愈。迁延日久，可能形成疳积。其病理变化主要在于脾胃失调，脾胃主运化，脾健则水湿自去，无湿则不成泻，故有“湿多成五泄”之说。脾与胃互为表里，脾主升清，胃主降浊，若脾胃功能失调，则清浊不分，而成泻泄。久泻后可由脾伤及肾，肾阳虚可出现面色㿠白，神疲肢冷，完谷不化等脾肾阳虚证候。脾虚，可以导致肝木犯脾，从而出现情绪不宁，躁动不安，恶心呕吐等肝气横逆，胃火通降等证。

治法则应重点把握“无湿不成泻”的基本规律。治法为“风盛兼以解表，寒盛兼以温中，滑脱宜涩，虚宜补益，有积消导，湿须淡渗，陷必升举”。

1. 伤食泻证

【症状】大便稀溏，杂有残渣和乳块，气味酸臭或如败卵，脘腹部作胀，嗳气纳呆，常伴恶心呕吐，乳幼儿的腹痛信号为便前啼哭或在睡中惊醒，苔多白腻或垢腻。

【方名】保和丸（《丹溪心法》）

【组成】神曲60克，山楂180克，茯苓90克，半夏90克，陈皮30克，连翘30克，莱菔子30克。

【功效】消食导滞，和胃降逆。

【方解】方中用山楂、神曲、莱菔子消食化积，其中山楂善消肉食油腻之积并行瘀；神曲善消陈腐酒食之积且健脾；莱菔子善消谷面之积而豁痰下气，三药相须为用；半夏、陈皮行气化滞，和胃止呕；茯苓渗湿健脾，和中止泻；连翘清热散结。水煎服，每日一剂。

2. 湿热泻证

【症状】泄利如注，粪色深黄，臭味异常，便次多，有日行十余次至十次者，小便短少，食欲不振，常伴有呕吐恶心，精神烦躁或萎倦，口渴不多饮，苔多白腻或黄腻，脉濡数。热重于湿者，选用葛根芩连汤；湿重于热者，选用藿香正气散。

【方一】葛根芩连汤（《伤寒论》）

【组成】葛根15克，黄芩9克，黄连9克，炙甘草6克。

【功效】清热利湿。

【方解】方中重用葛根解表且止利；黄芩、黄连清热燥湿止利；

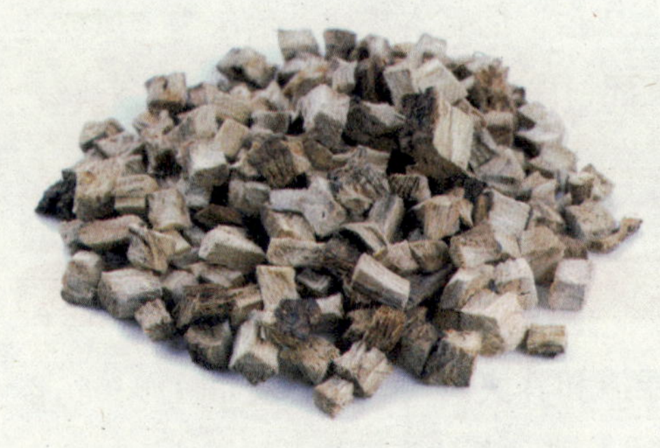

炙甘草和中并调和诸药。水煎服，葛根先煎，每日一剂。

【方二】 藿香正气散（《太平惠民和剂局方》）

【组成】 藿香90克，白芷30克，紫苏30克，大腹皮30克，茯苓30克，陈皮60克，厚朴60克，半夏曲60克，白术60克，桔梗60克，炙甘草75克，生姜、大枣（后二药煎加）

【功效】 解表化湿，理气和中。

【方解】 方中重用藿香，芳香化湿，解表和中，辟秽止呕，善治吐泻；半夏曲、厚朴燥湿降逆，行气消胀；紫苏、白芷解表散寒；陈皮、大腹皮理气化湿；白术、茯苓健脾运湿，和中止泻；桔梗宣肺利膈；甘草调和诸药。研末为散，每次6～9克，用生姜9克，大枣3枚水煎送服。若作汤剂水煎服，用量按原方比例酌减。

3. 脾虚泻证

【症状】 病程较长，常有反复腹泻发作史。大便多溏薄，食后即泻，多吃多泻，若进不消化或生冷油腻食物，则泻次明显增多，常伴有食欲不振，面色萎黄，精神萎靡，睡时出汗及露睛，或泻下色青，腹痛多啼，睡中惊叫等症，舌淡红，苔薄白或花剥。

【方一】 七味白术散（《小儿药证直诀》）

【组成】 人参8.5克，白术15克，茯苓15克，藿香叶15克，葛根15克，木香6克，甘草3克。

【功效】 健脾止泻。

【方解】 方中人参甘草益气，健脾养胃；白术健脾燥湿，加强益气助运之力；茯苓健脾渗湿；木香、藿香叶芳香行气化湿；葛根升阳止泻，并能生津止渴；甘草益气并调和诸药。上药为末，每次9克，水煎。

【方二】益黄散（《小儿药证直决》）

【组成】陈皮30克，丁香6克，炮诃子15克，青皮15克，炙甘草15克。

【功效】温中理气，健脾止泻。

【方解】丁香温中降逆，散寒止痛；诃子涩肠止泻，敛肺止咳；陈皮理气健脾；青皮疏肝理气，消积化滞；炙甘草调和诸药。上药为末，三岁儿服4.5克，用水80mL，煎至24mL，空腹时服。

厌　食

厌食是指小儿较长时期见食不贪，不思摄食的病证。厌食是儿科临床的常见病，在城市儿童中发病率尤其高，各年龄组的儿童都可以罹患，多见于1～6岁小儿。

中医认为，本病病变脏腑在脾胃，发病机理在于脾运胃纳功能的失常。由于病因、病程、体质的差异，证候又有脾运化功能失调和偏于脾胃气阴虚弱的区别。脾运功能失健者，常因饮食喂养不当，或湿浊困遏脾气，脾阳不展，运化失职，胃纳因而不佳；偏虚者病程较长，素体不足，脾气虚弱运化无力，或胃阴亏损濡润失职，以致不思进食。夏季暑湿当令，容易困遏脾胃，发病率较高。本病预后良好，但若长期不愈，也会使气血失充，体质下降，易于感受外邪，合并贫血，重者转为疳证。

1. 脾失健运证

【症状】厌恶进食，食不知味，常伴嗳气泛恶，胸闷脘痞，大便不畅，若迫食或偶然多食则脘腹胀满，舌苔多白腻或微黄。

【方一】 不换金正气散（《太平惠民和剂局方》）

【组成】 苍术15克，厚朴9克，陈皮9克，炒甘草4克，藿香15克，半夏9克。

【功效】 行气化湿，和胃止呕。

【方解】 方中苍术、藿香、半夏燥湿运脾；厚朴芳香化湿，行气消肿；陈皮理气和胃，芳香醒脾；炒甘草甘缓和中。共为粗末，每次6～9克。用生姜9克，大枣2枚煎汤送服，或作汤剂，水煎服，每日一剂。

【方二】 曲麦枳术丸（《医学正传》）

【组成】 神曲、麦芽各30克，枳实30克，白术60克，荷叶适量。

【功效】 健脾消食，和胃除脾。

【方解】 方中白术健脾燥湿，以助运化；枳实行气化滞，消痞除满；神曲、麦芽消食健胃；荷叶能利湿升阳，用其烧饭为丸或煎汤服用，可升发脾胃清阳，助白术健脾之力。上药共为末，荷叶烧饭为丸。每次6～9克，日2次。或作汤剂，药量酌减，水煎服，每日一剂。

2. 脾胃气虚证

【症状】 不思进食，形体偏瘦，常伴面色少华，精神不振，食少便多，大便入水易散，夹未消化物，舌体胖嫩质淡，苔薄白。部分患儿易于出汗，易患外感。

【方名】 异功散（《小儿药证直诀》）

【组成】 人参9克，白术9克，茯苓9克，炙甘草6克，陈皮6克。

【功效】 益气健脾，行气化滞。

【方解】 人参益气健脾；白术、陈皮理气健脾燥湿；茯苓健脾渗湿；炙甘草益气，并调和诸药。上为细末，每次6克，以水加生姜6克，大枣2枚同煎，食前同服。

3. 胃阴不足证

【症状】 纳谷呆钝，食少饮多，伴面色萎黄，皮肤失润，大便偏干，小便黄短，舌偏红少津，苔少或花剥。

【方名】 益胃汤（《温病条辨》）

【组成】 沙参9克，麦冬15克，细生地黄15克，冰糖3克，玉竹4.5克。

【功效】 养阴益胃。

【方解】 方中生地黄、麦冬养阴生津润燥；沙参、玉竹共助养阴生津；冰糖濡养肺胃，调和诸药。水煎服，每日一剂。

夜　啼

婴儿入夜啼哭不安，时哭时止，或每夜甚至通宵达旦，但白天能安静入睡者称为夜啼。多见于新生儿及6个月内的小婴儿。

新生儿乃至婴儿常以啼哭表达要求或痛苦，同时也是婴幼儿时期一种极好的呼吸运动，适量的啼哭有利于婴幼儿的生长发育，只有长时间反复啼哭不止方属病态。

初生小儿初离母体，由胎内环境转变为胎外自然环境，又因其脏腑娇嫩，环境适应能力低下，不论外感六淫还是内伤乳食，都可导致脏腑功能失调，只能用啼哭来表达痛苦。本病多因脾寒、心热、惊骇、脾虚肝旺所引起。此外，不良习惯也可导致夜啼。

辨证重在辨别轻重缓急，寒热虚实。若哭声无力，时作惊叫尖锐之声，哭声持久而嘶哑，分娩时有损伤者，多属严重病变的早期反应。虚实寒热的鉴别可从哭声强弱、持续时间、兼证辨别。调节脏腑的虚实寒热，使夜脏安和，血脉调和是治疗夜啼的要点。五脏元真通畅，气血循环有度，就会安然入睡。

1. 脾虚中寒证

【症状】 入夜啼哭，时哭时止，哭声低弱，兼面色苍白，恶寒蜷卧，四肢不温，纳少便溏，肠鸣，腹部胀气，喜温熨抚摩，口唇淡白，舌淡红，苔薄白，肢端不温，指纹沉。

【方名】 匀气散加减（《丹溪心法》）

【组成】 干姜30克，沉香30克，丁香30克，檀香30克，木香30克，藿香120克，炙甘草120克，砂仁60克。

【功效】 温脾散寒，理气止痛。

【方解】 干姜温中祛寒；丁香、木香、沉香、檀香散寒行气，温中止痛；砂仁、藿香温中止呕；炙甘草温中补虚，调和诸药。上药为末，每服6克，沸汤调下，或水煎服，每日一剂。

2. 心热内扰证

【症状】 入夜而啼，哭声洪亮，见灯尤甚，面躁不宁，面红唇赤，大便干结，小便混浊，舌尖红，苔薄黄，指纹紫滞。

【方名】 导赤散加减（《小儿药证直诀》）

【组成】 生地黄10克，竹叶10克，木通10克，生甘草梢10克。

【功效】 清心泄热，导赤除烦。

【方解】 方中木通清心降火，利水通淋；生地黄清心养阴；竹叶甘淡，清心除烦，引热下行；甘草梢止淋痛并调和诸药。水煎服，每日一剂。

3. 暴受惊恐证

【症状】 入夜而啼，啼声较尖，神情不安，时作惊惕，紧偎母怀，面色乍青乍白，哭声时高时低，时急时缓，舌质正常，指纹青。

【方名】 人参远志丸

【组成】 人参3克，远志12克，白茯苓12克，黄芪15克，枣仁12克，桔梗12克，天冬15克，石菖蒲12克，朱砂15克，官桂10克。

【功效】 补气养心，定惊安神。

【方解】 方中首用人参、黄芪补养心气，官桂鼓舞心阳，天冬养阴生津，协调心之阴阳气血。另用远志、茯苓、枣仁、朱砂养心镇静安神，使本方具较强的安神定志作用。更以石菖蒲开窍益智，桔梗载药上行，诸药合用，共奏益气养阴，宁心安神之效。研细末，炼蜜为丸，如绿豆大，每服20～30丸，日2次，米汤服下。亦可煎成汤剂饮服。取饮片，以清水400mL，煎取150mL，过滤，药渣再用清水300mL，煎得约100mL，将两次煎液混合，匀分两次温服。

4. 脾虚肝旺证

【症状】 入夜而啼，哭声无力，烦躁叫扰，辗转不安，纳少，肚腹膨大，面黄发稀，寐中盗汗，大便色青，舌淡红，苔薄白，指纹紫滞或淡。

【方名】 逍遥散（《太平惠民和剂局方》）

【组成】 甘草4.5克，当归9克，茯苓9克，芍药9克，白术9克，柴胡9克。

【功效】 健脾柔肝，消积安神。

【方解】 方中柴胡清热疏肝解郁，当归、芍药养血柔肝，白术、茯苓、甘草健脾益气。水煎服，每日一剂。

婴儿湿疮

湿疹是由多种因素引起的一种具有明显渗出倾向的皮肤炎症反应。皮疹多样，形态各异，易反复发作，伴有剧烈瘙痒。可发生于任何年龄，以过敏体质者为多。本病发病无明显季节性，但冬季常易复发。可泛发或局限。婴儿湿疹多发生在出生后1~6个月左右，皮损常对称发于面颊、额头及头皮，少数累及胸背及上臂等处，一般在2岁以内可愈。

本病因素体内热，或因饮食不节，伤及脾胃，导致脾运失健，水湿停滞，湿热内蕴；外因风湿热邪搏结肌肤，以致血行不畅，营卫失和而发。婴儿湿疹多因母食五辛炙博，移热于胎儿，生后复感风热，或饮食不节，内蕴湿热所致。急性者以湿热为主，慢性者则多病久邪深，耗伤律血，以致血虚生风化燥，肤失濡养而成。

1. 湿热俱盛证

【症状】 皮损见红斑、水疱、滋水淋漓，味腥而黏，或有糜烂、结痂痒难忍，皮疹泛发四肢及躯干，以屈侧为主，伴口苦而腻，小便短赤，大便于结，舌红，苔黄腻，脉濡滑或滑数。相当于急性期及湿疹发作期。

【方名】 程氏萆薢分清饮（程钟龄《医学心悟》）

【组成】 萆薢9克，丹参9克，车前子9克，茯苓6克，白术6克，莲子心4克，石菖蒲9克，炒黄柏9克。

【功效】 清热化湿，分清化浊。

【方解】 萆薛、车前子利水渗湿；茯苓、白术健脾利湿；莲子心清热固涩；丹参、石菖蒲、黄柏清热燥湿、泻火解毒。水煎服，日一剂。

2. 脾虚湿盛证

【症状】 病程较长，皮损色暗红不鲜，表面有水疱、渗液，部分干燥结痂，患儿体质差，消瘦，胸闷纳少，大便溏稀，或夜间哭闹不安，腹泻，吐乳等，苔白腻，脉濡缓。脾虚湿盛型婴儿湿疹相当于亚急性期婴儿湿疹。

【方名】 除湿胃苓汤加减（《医宗金鉴》）

【组成】 炒苍术8克，炒厚朴8克，陈皮8克，猪苓8克，泽泻8克，赤茯苓8克，炒白术8克，滑石8克，防风8克，栀子8克，木通8克，肉桂3克，甘草3克，灯心草2克。

【功效】 健脾除湿，理气和中。

【方解】 方中苍术、厚朴、陈皮、白术健脾除湿，理气和中；猪苓、泽泻、赤茯苓、滑石、木通、栀子利水渗湿；防风祛风胜湿；肉桂温中健脾；甘草解毒和中；灯心草利尿通淋。水煎服，每日一剂。

3. 血虚风操证

【症状】 皮损反复发作，皮肤浸润肥厚，干燥脱屑，色素沉着或苔藓样变，分布同限或以四肢弯曲部位为主，瘙痒剧烈，抓破少量渗水，伴口渴咽干，夜寐不安，大便干结，或有哮喘、鼻炎等病史，舌淡，苔薄或少苔，脉细数。相当于慢性期及异位性湿疹反复发作者。

【方名】 养血息风汤加减

【组成】 黄芪15克，当归9克，白芍9克，红花9克，玄参9克，荆芥9克，白蒺藜9克，川芎6克，甘草6克。

【功效】 养血滋阴，祛风润燥。

【方解】 方中当归、白芍养血润燥；玄参滋阴润燥；黄芪补气；

红花、川芎活血行气；荆芥、白蒺藜消风止痒；甘草益气补中，调和诸药。诸药合用，共奏养血润燥，消风止痒。水煎服，每日一剂。

遗 尿

年龄超过3岁，特别是5岁以上的儿童，睡中经常遗尿，轻者数日一次，重者可一夜数次，则为病态，方称遗尿症。本病发病男孩高于女孩，部分有明显的家族史。

本病治疗，虚证以温肾固涩，健脾补肺为主；实证以泻肝清热利湿为主，配合针灸、激光、外治等法治疗。

1. 肾气不固证

【症状】 睡中经常遗尿，甚者一夜数次，尿清而长，醒后方觉，神疲乏力，面白肢冷，腰腿酸软，智力较差，舌质淡，苔薄白，脉沉细无力。

【方名】 菟丝子散加减（《医宗金鉴》）

【组成】 菟丝子12克，肉苁蓉9克，附子1克，五味子9克，牡蛎9克，鸡内金9克。

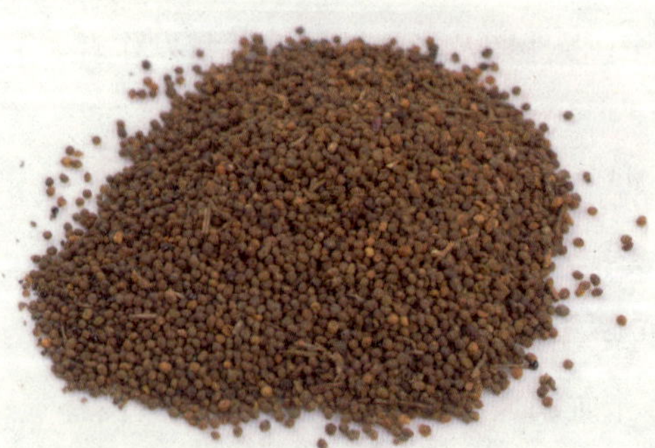

【功效】 温补肾阳，固涩小便。

【方解】 菟丝子、肉苁蓉、附子温补肾阳，五味子、牡蛎益肾固涩缩小便，鸡内金消食助运以利发挥温肾固涩止遗之效。水煎服，每日一剂。

2. 脾肺气虚证

【症状】睡中遗尿，少气懒言，神倦乏力，面色少华，常自汗出，食欲不振，大便溏薄，舌淡，苔薄，脉细少力。

【方名】补中益气汤合缩泉丸加减（《脾胃论》）

【组成】黄芪9克，党参9克，白术9克，炙甘草6克，升麻6克，柴胡9克，当归6克，陈皮6克，益智仁9克，山药9克，乌药1克。

【功效】益气健脾，培元固涩。

【方解】黄芪、党参、白术、炙甘草益气健脾、培土生金；升麻、柴胡升举清阳之气；当归配黄芪调补气血；陈皮理气调中；益智仁、山药、乌药温肾健脾固涩。水煎服，每日一剂。

3. 肝经湿热证

【症状】睡中遗尿，尿黄量少，尿味臊臭，性情急躁易怒，或夜间梦语磨牙，舌红，苔黄或黄腻，脉弦数。

【方一】龙胆泻肝汤加减（《医宗金鉴》）

【组成】龙胆草9克，黄芩9克，栀子6克，泽泻9克，木通3克，车前子9克，当归9克，生地黄9克。

【功效】泻肝清热利湿。

【方解】龙胆草、黄芩、栀子清泻肝火，泽泻、木通、车前子清利膀胱湿热。当归、生地黄养血滋阴。水煎服，每日一剂。

【方二】沈氏闞泉丸（《杂病源流犀烛》）

【组成】益智仁9克，茯苓9克，白术9克，白蔹9克，焦栀子6克，白芍9克。

【功效】清肝泄热，固涩止遗。

【方解】方中白芍柔肝疏肝；焦栀子清热泻火；白术调中健脾；白蔹、益智仁固涩小便。水煎服，每日一剂。

急惊风

急惊风病因以外感六淫、疫毒之邪为主，偶有暴受惊恐所致。主要病机是热、痰、惊、风的相互影响，互为因果。其主要病位在心肝两经。小儿外感时邪，易从热化，热盛生痰，热极生风，痰盛发惊，惊盛生风，则发为急惊风。

本病治疗以清热、豁痰、镇惊、息风为治疗原则。痰盛者必须豁痰，惊盛者必须镇惊，风盛者必须息风，然热盛者皆必先解热。豁痰有芳香开窍，清火化痰，涤痰通腑的区分；清热有解肌透表，清气泄热，清营凉血的不同；治风有疏风、息风的类别，镇惊有清心定惊，养心平惊的差异。

1. 风热动风证

【症状】发热骤起，头痛身痛，咳嗽流涕，烦躁不宁，四肢拘急，目睛上视，牙关紧闭，舌红苔白，脉浮数或弦数。

【方名】银翘散加减（《温病条辨》）

【组成】金银花12克，连翘9克，薄荷3克，防风9克，蝉蜕3克，菊花9克，僵蚕3克，钩藤6克。

【功效】疏风清热，息风止痉。

【方解】金银花、连翘、薄荷疏风清热，防风、蝉蜕、菊花祛风解痉，僵蚕、钩藤息风定惊。水煎服，每日一剂。

2. 气营两燔证

【症状】起病急骤，高热烦躁，口渴欲饮，神昏惊厥，舌苔黄糙，舌质深红或绛，脉数有力。

【方名】清瘟败毒饮加减（《疫疹一得》）

【组成】连翘12克，石膏9克，黄连9克，黄芩9克，栀子6克，知母6克，生地黄9克，赤芍9克，玄参6克，牡丹皮9克，石决明9克，钩藤9克。

【功效】清气凉营，息风开窍。

【方解】连翘、石膏、黄连、黄芩、栀子、知母清气透热，生地黄、赤芍、玄参、牡丹皮清营凉血，石决明、钩藤息风平肝。水煎服，每日一剂。

3. 邪陷心肝证

【症状】高热烦躁，手足躁动，反复抽搐，项背强直，四肢拘急，口眼相引，神识昏迷，舌质红绛，脉弦滑。

【方名】羚角钩藤汤加减（《重订通俗伤寒论》）

【组成】羚羊角1.5克，钩藤9克，僵蚕3克，菊花9克，石菖蒲3克，川贝母6克，广郁金1.5克，龙骨9克，竹茹9克，黄连9克。

【功效】清心开窍，平肝息风。

【方解】羚羊角、钩藤、僵蚕、菊花平肝息风，石菖蒲、川贝母、广郁金、龙骨豁痰清心，竹茹、黄连清化痰热。水煎服，每日一剂。

4. 湿热疫毒证

【症状】起病急骤，突然壮热，烦躁谵妄，神志昏迷，反复惊厥，呕吐腹痛，大便腥臭，或夹脓血，舌质红，苔黄腻，脉滑数。

【方名】黄连解毒汤加味（《肘后备急方》）

【组成】黄芩9克，黄连9克，黄柏6克，栀子6克，白头翁6克，秦皮6克，钩藤6克，石决明9克。

【功效】清化湿热，解毒息风。

【方解】黄芩泻上焦之火，黄连泻中焦之火，黄柏泻下焦之火，栀子通泻三焦之火，导火下行，四药合用，苦寒直折，泻火解毒。白头翁、秦皮清肠化湿，钩藤、石决明平肝息风。水煎服，每日一剂。

5. 惊恐惊风证

【症状】暴受惊恐后突然抽搐，惊跳惊叫，神志不清，四肢欠温，舌苔薄白，脉乱不齐。

【方名】琥珀抱龙丸加减（《活幼新书》）

【组成】琥珀1克，朱砂1克，金箔少量、胆南星6克，天竺黄3克，人参6克，茯苓6克，山药9克，甘草6克，菖蒲3克，钩藤9克，石决明9克。

【功效】镇惊安神，平肝息风。

【方解】琥珀、朱砂、金箔镇惊安神；胆南星、天竺黄清化痰热；人参、茯苓、山药、甘草益气扶正；菖蒲、钩藤、石决明平肝息风开窍。水煎服，每日一剂。

慢惊风

慢惊风多见于大病久病之后，气血阴阳俱伤；或因急惊未愈，正虚邪恋，虚风内动；或先天不足，后天失调，脾肾两虚，筋脉失养，风邪人络。

慢惊风病位在肝、脾、肾，病理性质以虚为主。慢惊风多系脾胃受损，土虚木旺化风；或脾肾阳虚，虚极生风；或肝肾阴虚，筋脉失养生风。

本病的治疗，以补虚治本为主。土虚木旺，治以健脾平肝；脾肾阳虚，治以温补脾肾；阴虚风动，治以育阴潜阳。治疗过程中，可结合活血通络，化痰行瘀之法。

1. 土虚木亢证

【症状】 形神疲惫，面色萎黄，嗜睡露睛，四肢不温，足跗及面部轻度浮肿，神志不清，阵阵抽搐，大便稀薄，色带青绿，时有肠鸣，舌淡苔白，脉细弱。

【方名】 缓肝理脾汤加减 （《医宗金鉴》）

【组成】 党参6克，茯苓6克，白术9克，山药6克，扁豆9克，炙甘草6克，煨姜3克，桂枝6克，白芍9克，钩藤6克。

【功效】 温运脾阳，扶土抑木。

【方解】 党参、茯苓、白术、山药、扁豆、炙甘草健脾益气，煨姜、桂枝温运脾阳，白芍、钩藤平肝息风。水煎服，每日一剂。

2. 脾肾阳虚证

【症状】 面色苍白或灰滞，囟门低陷，精神极度萎顿，沉睡昏迷，口鼻气冷，额汗涔涔，四肢厥冷，手足蠕蠕震颤，大便澄澈清冷，舌质淡，苔薄白，脉沉细无力。

【方名】 固真汤合逐寒荡惊汤加减 （《证治准绳》）

【组成】 党参9克，黄芪9克，白术6克，茯苓6克，炙甘草6克，炮附子1.5克，肉桂2克，川椒3克，炮姜3克，灶心土3克。

【功效】 温补脾肾，回阳救逆。

【方解】 党参、黄芪、白术、茯苓、炙甘草温补脾气，炮附子、肉桂、川椒、炮姜、灶心土温阳救逆。水煎服，每日一剂。

3. 阴虚风动证

【症状】 虚烦疲惫，面色潮红、低热消瘦、震颤瘛疭，或肢体拘挛，手足心热，大便干结，舌光无苔，质绛少津，脉细数。

【方名】 大定风珠加减（《温病条辨》）

【组成】 鸡子黄6克，阿胶6克，地黄9克，石斛6克，麦冬9克，龟板5克，鳖甲3克，牡蛎9克。

【功效】 育阴潜阳，滋水涵木。

【方解】 鸡子黄、阿胶、地黄、石斛、麦冬滋阴养血，龟板、鳖甲、牡蛎潜阳息风。水煎服，每日一剂。

4. 肾精亏损证

【症状】 由解颅、佝偻病等病导致，并伴有肢体抽搐，斜视凝视，一时性失言失聪或局部颤动，抽搐过后，恢复常态，舌淡嫩，脉沉弱。

【方名】 地黄饮子加减（《丹溪心法》）

【组成】 熟地黄9克，山萸肉6克，巴戟天6克，肉苁蓉6克，炮附子1.5克，五味子3克，麦冬6克，石斛6克，石菖蒲3克，远志3克。

【功效】 固本培元，益阴潜阳。

【方解】 熟地黄、山萸肉滋养肾阴；巴戟天、肉苁蓉、炮附子温补元阳；五味子、麦冬、石斛滋养肺阴；石菖蒲、远志宁神开窍化痰。水煎服，每日一剂。

细菌性痢疾

细菌性痢疾（简称菌痢）是一种常见的肠道传染病，以发热，大便次数增多，夹杂黏液脓血，腹痛，里急后重为主症。

中医学认为，本病病因为外感时邪疫毒、内伤饮食、生冷不洁等，病位主要在肠胃。病机是邪毒积滞肠胃，气机壅阻，凝滞津液，蒸腐气血。中毒性菌痢常表现为发病即有高热呕吐，神昏抽搐，而无下痢。急性菌痢发病骤急，慢性则反复发作，迁延不愈。大便黏液脓血样，镜检有大量的红细胞、白细胞、脓细胞，如发现巨噬细胞更有助于诊断。大便细菌培养痢疾杆菌阳性则可确诊。

1. 疫毒痢

【症状】 突起高热，腹痛下痢，口渴呕吐，烦躁谵妄，反复惊厥、神志昏迷，继而面色苍白，肢厥冷汗，呼吸不匀。或初起即有高热惊厥，而无大便脓血，应作肛拭或灌肠，可发现大便脓血，舌红，苔黄腻，脉由滑数转微弱。

【方名】 黄连解毒汤合白头翁汤（《外台秘要》）

【组成】 黄连5克，黄芩8克，黄柏6克，秦皮10克，赤芍6克，金银花10克，牡丹皮6克，白头翁12克，菖蒲5克，钩藤10克，栀子5克。

【功效】 泻火解毒凉血，开窍息风。

【方解】 黄连、黄芩、黄柏、栀子、金银花泻一切火热而解毒；秦皮、白头翁、牡丹皮、赤芍清热解毒、凉血止痢；菖蒲、钩藤开窍息风。水煎服，每日一剂。

2. 湿热痢

【症状】发热，下痢赤白黏冻或脓血，初起或为水泻，一二日后再便下赤白，里急后重，肛门灼热或坠而不爽，舌苔黄腻，脉滑数。

【方一】葛根芩连汤加减（《伤寒论》）

【组成】葛根10克，黄芩10克，黄连10克，大黄3克，甘草6克。

【功效】清热利湿，行气解毒。

【方解】葛根、黄芩、黄连解表清里；大黄清热解毒，泻热；甘草调和诸药。水煎服，每日一剂。

【方二】白头翁汤（《伤寒论》）

【组成】白头翁10克，黄连10克，黄柏8克，秦皮10克，木香10克，槟榔6克。

【功效】清肠止痢。

【方解】白头翁、黄连、黄柏、秦皮清热解毒，凉血止痢；加木香、槟榔行气以除后重。水煎服，每日一剂。

3. 寒湿痢

【症状】痢下多白，清稀而腥，或纯下白冻，次数较多，饮食不振，肛门后坠，苔白腻，脉沉缓。

【方名】理中汤合真人养脏汤加减（《伤寒论》）

【组成】人参10克，白术8克，干姜3克，木香5克，（后下）诃子10克，当归6克，肉桂3克，豆蔻5克，白芍10克，五味子3克，炙甘草5克，罂粟壳10克。

【功效】温中散寒，化湿止痢。

【方解】以上真人养脏汤补虚温中，涩肠固脱，治泻痢日久，脾肾虚寒；配合参、术、姜、草组成的理中汤温中祛寒，补气健脾，则效果尤佳。水煎服，每日一剂。

4. 久痢

【症状】 下痢迁延日久，午后低热如潮，下痢赤白黏稠，里急后重，腹中热痛绵绵，心烦口干，手足心热，形体消瘦，小便短黄。舌干红或干绛，苔少，脉细数；或者下痢日久，便多黏液白沫，甚则滑泄不止，腹痛绵绵不绝，喜温喜按，面色苍白，倦怠少食，四肢不温，舌淡，苔白滑，脉沉细而迟。

【方一】 加减黄连阿胶汤（《伤寒论》）

【组成】 黄连10克，乌梅8克，阿胶8克，黄芩10克，当归9克，干姜3克，芍药9克。

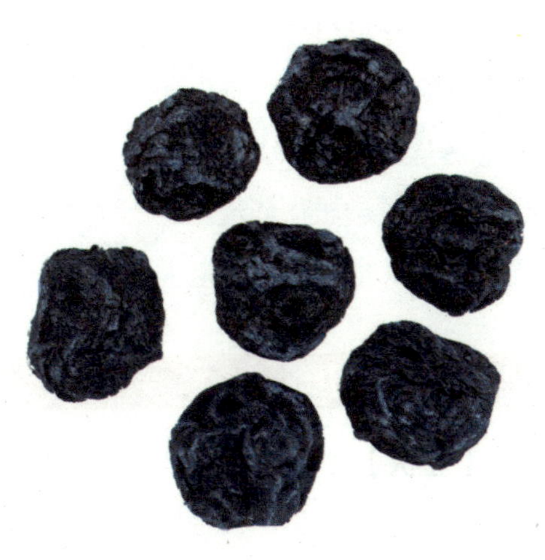

【功效】 养阴清热，和血止痢。

【方解】 黄连、黄芩清热解毒，止痢；乌梅味酸，敛肠收涩；当归养血和血；芍药缓急止痛，阿胶滋阴，干姜温中。水煎服，每日一剂。

【方二】 真人养脏汤（《太平惠民和剂局方》）

【组成】 白芍9克，当归9克，人参9克，白术10克，肉豆蔻6克，肉桂1克，木香8克，诃子10克，炙甘草6克，罂粟壳10克。

【功效】 温补脾胃，散寒止痢。

【方解】 本方中罂粟壳涩肠止泻；肉豆蔻、诃子暖脾温中，涩肠止泻；人参、白术益气健脾；当归、白芍养血和血；肉桂温补脾肾；木香理气醒脾；炙甘草调和诸药。水煎服，每日一剂。

麻 疹

麻疹是由外感麻毒时邪引起的一种出疹性呼吸道传染病，以发热，咳嗽，流涕，眼泪汪汪，口腔两颊黏膜出现麻疹黏膜斑，全身布发红色斑丘疹，疹退后有色素沉着等为特征。本病一年四季皆可发病，但好发于冬春季节，传染性强，常引起流行。

麻疹调护适当，大多出疹顺利按期收没，预后良好；若素体虚弱，患病时气候、居住环境不良，调养不佳，复感外邪郁遏，都可能导致疹出不利，麻毒内陷，引起并发症。

1. 麻毒闭肺

【症状】 高热不退，咳嗽加剧，呼吸喘促，鼻翼煽动，疹出不多或不透，或疹见早回，或密集紫暗，烦躁不安，口渴，大便秘结，小便短赤，舌红而干，苔黄，脉数。

【方名】 麻杏甘石汤加味 （《伤寒论》）

【组成】 麻黄9克，杏仁9克，生石膏9克，甘草6克，桑白皮9克，鱼腥草9克，黄芩9克。

【功效】 宣肺开闭，清热解毒。

【方解】 麻黄宣肺平喘，生石膏清泄肺胃之热以生津，两药相互为用，既能宣肺，又能泄热。杏仁协助麻黄以止咳平喘，甘草与化痰止咳药配伍有润肺止咳的作用。水煎服，每日一剂。

2. 麻毒攻喉

【症状】 咽喉肿痛或溃烂，吞咽不利。声音嘶哑，呼吸急促，咳嗽声重，状如犬吠，喉间痰鸣，甚则张口抬肩，口唇发绀，胸胁凹陷，烦躁不安，舌红苔黄而干，脉数。

【方名】 清咽下痰汤加减

【组成】 金银花12克，薄荷6克，甘草6克，桔梗12克，牛蒡子9克，川贝母9克，板蓝根12克，葶苈子9克，射干9克，全瓜蒌3克。

【功效】 清热解毒，利咽消肿。

【方解】 射干、甘草、桔梗、牛蒡子清宣肺气而利咽喉，金银花、板蓝根清热解毒，薄荷利咽透疹；葶苈子祛痰行水、清利咽喉；全瓜蒌、川贝母化痰散结。水煎服，每日一剂。

3. 邪陷心肝

【症状】 高热不退，烦躁谵语，疹点紫暗，密集成片，甚则神昏抽搐，牙关紧闭，喉间痰鸣，舌红绛，苔黄，脉急数。

【方名】 清营汤 （《《温病条辨》》）

【组成】 犀角（水牛角代）9克，生地黄15克，玄参9克，竹叶心3克，麦门冬9克，丹参6克，黄连4.5克，金银花9克，连翘（连心用）6克。

【功效】 清营解毒，透热养阴。

【方解】 犀角、黄连大清营热，金银花、连翘、竹叶心透热转气，使营分热毒从气分而解，避免闭门留寇。生地、玄参、麦门冬滋养营阴，防止热盛伤阴；同时阴液充足可助药力透邪，即“壮水之主，以制阳光”。黄连、犀角清心开窍，丹参凉血散瘀，针对营热耗血、血行瘀滞之象，预防瘀斑、抽搐等变证。若神昏谵语重者，必配安宫牛黄丸或紫雪丹开窍醒神。水煎服，每日一剂。

4. 协热下利

【症状】 大便稀黄，或脓血秽臭，日行数次，甚则几十次，里急后重，发热，腹痛作坠，口渴烦躁，肛周鲜红，尿少红赤，皮肤干燥，疹点隐没，颜色紫暗，舌红或绛，苔黄厚干或夹腻，脉数。

【方名】 葛根芩连汤加味（《伤寒论》）

【组成】 葛根9克，黄芩9克，黄连12克，甘草6克，白芍9克，连翘9克，石榴皮10克。

【功效】 清肠解毒，化湿止泻。

【方解】 方中重用葛根甘辛而平，既能解表退热，又能升发脾胃清阳之气而止下利，为君药。臣以黄芩、黄连清热燥湿，厚肠止利。使以甘草甘缓和中，协调诸药。连翘、白芍、石榴皮清热解毒。水煎服，每日一剂。

白 喉

白喉是由白喉杆菌引起的一种以发热、气憋、声音嘶哑、犬吠样咳嗽，咽、扁桃体及其周围组织出现白色伪膜为特征急性传染病，严重者并发心肌炎和神经麻痹和全身中毒。本病一年四季可发生，但以秋冬两季，患病后有较持久的免疫力。

本病的病原体为白喉杆菌，传染途径主要是通过患者和带菌者的痰涎分泌物经呼吸道传播。病菌首先侵入呼吸道黏膜，不断繁殖而产生大量的外毒素，造成局部组织坏死。白喉外毒素毒性强烈，经血液循环散布到全身组织器官。

1. 风热疫毒证

【症状】初起发热，微恶风寒，头身疼痛，咳嗽气粗，微有汗出，咽及乳蛾红赤，有点状或片状白膜，苔薄白，脉浮数。

【方名】银翘散（《温病条辨》）

【组成】金银花10克，连翘10克，薄荷6克，荆芥6克，淡豆豉6克，桔梗6克，芦根15克，竹叶6克，牛蒡子10克，甘草6克。

【功效】辛凉解表，宣肺清热。

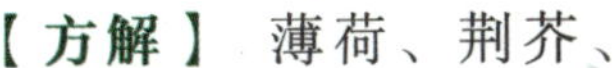

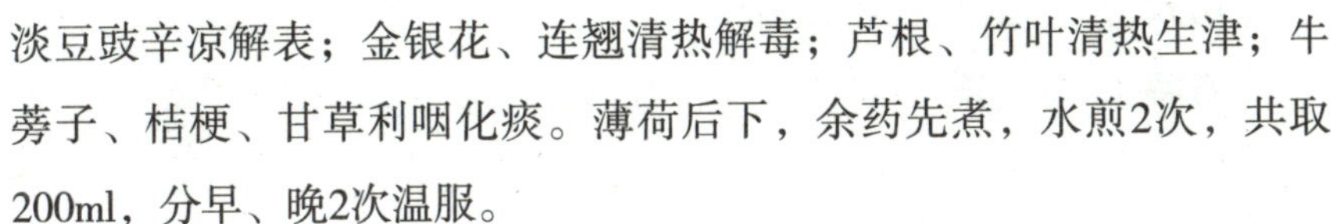

【方解】薄荷、荆芥、淡豆豉辛凉解表；金银花、连翘清热解毒；芦根、竹叶清热生津；牛蒡子、桔梗、甘草利咽化痰。薄荷后下，余药先煮，水煎2次，共取200ml，分早、晚2次温服。

2. 阴虚疫毒证

【症状】身热不扬，口唇干燥，干咳少痰，咳声嘶哑，痰涎粘稠，呼吸不利，咽及扁桃体红肿，其上有白膜，不易擦去，舌红苔少，脉细而数。

【方名】养阴清肺汤加减（《重楼玉匙》）

【组成】生地黄6克，麦冬6克，玄参5克，牡丹皮6克，赤芍10克，川贝母3克，薄荷3克，甘草6克，土牛膝6克。

【功效】养阴清肺，利咽解毒。

【方解】方中生地黄、玄参养阴润燥清肺解毒为主药；辅以麦冬、赤芍助生地黄、玄参养阴清肺润燥，牡丹皮助生地黄、玄参凉血解毒而消痈肿；佐以土牛膝、川贝母润肺止咳，清化热痰，薄荷宣肺利咽，使以甘草泻火解毒，调和诸药。共奏养阴清肺解毒之功。水煎服，每日一剂。

3. 痰火疫毒证

【症状】高热面赤，烦躁不安，呼吸急促，喉间痰鸣，咳声犬吠，声音嘶哑，恶心呕吐，小便短赤，咽红疼痛，白膜成片，布于咽喉，舌红赤，苔黄腻，脉洪数。

【方名】神仙活命饮加减（《女科万金方》）

【组成】龙胆草9克，玄参6克，黄柏9克，板蓝根9克，瓜蒌皮6克，生石膏9克，马兜铃6克，白芍6克，焦栀子6克，生地黄6克，川贝母6克，杏仁6克，胆南星3克，甘草6克，土牛膝3克。

【功效】清热化痰，泻火解毒。

【方解】龙胆草味苦性寒，泻肝胆实火，清下焦湿热；生地黄、玄参滋阴增液；板蓝根清热解毒；杏仁、川贝母止咳化痰；胆南星燥湿化痰，祛风止痉，消肿散结，止痛；马兜铃清肺降气，化痰止咳；生石膏、焦栀子清热泻火；瓜蒌皮行气除胀满，化痰开痹，清肺止咳。水煎服，每日一剂。

小儿暑温

中医学认为夏季暑邪当令，最易伤人，特别是小儿时期神怯气弱，气血未充，脏腑未坚，不能抗御暑邪，一旦被暑邪疫毒所侵，正不胜邪时，可猝然发病。

按温病学卫气营血传变规律辨证，由于病多急暴，传变迅速，若未现卫分症状已迅即出现气分营分证者，甚则径入营血者，其由卫入气，由气入营入血的界限较难辨析。因此，根据高热、昏迷、抽风等三大主症，结合小儿惊风的热、痰、风病机转归，掌握其相互之间的联系和区别，并抓住其急性期重在热证，后期可按痰、风两证型辨证施治。

1. 热证

【症状】 发热，其病情愈重则发热愈高，至极期更为明显。在发病的3～4日，体温达高峰，病情的恶化也在这个阶段。

【方一】 新加香薷饮加减（《太平惠民和剂局方》）

【组成】 香薷6克，厚朴6克，鲜扁豆花9克，金银花9克，连翘9克。

【功效】 清暑解表，导邪外泄。

【方解】 香薷为解表透暑要药；金银花、连翘清热解毒；暑多夹湿故加厚朴、鲜扁豆花以化湿和中。3岁以内，每日1剂，水煎，分3～4次服；较大儿童或高热稽留不退，每日2剂。服药后，以全身汗出潮润为宜；也可用煎药之擦澡，目的在于促使邪热从汗而解。若服药有困难，煎取500mL后（待温），肛门滴注。

【方二】 白虎汤（《伤寒论》）

【组成】 生石膏9克，知母9克，生甘草6克，黄芩9克，粳米适量。

【功效】 清热泻火，除烦止渴。

【方解】 方中石膏为君，取其辛甘大寒，辛能透热，寒能胜热，故能外解肌肤之热，内能清肺胃之火，甘寒相合，又能除烦生津以止渴，可谓一举三得。配知母苦寒以清热泻火，质润以滋阴为臣；用甘草、粳米护胃和中为佐，庶乎大寒之品，无伤脾胃之虞；甘草调和诸药，兼作使药；黄芩清热解毒利湿。水煎服，每日一剂。

2. 痰证

【症状】 意识障碍，神志不清者。有表现深度昏迷者，也有表现狂躁不宁者，且常与高热抽风并存。

【方一】 苏合香丸

【组成】 苏合香、冰片、麝香、安息香、青木香、香附、白檀香、丁香、沉香、荜茇、乳香、白术、诃子、朱砂、水牛角适量。

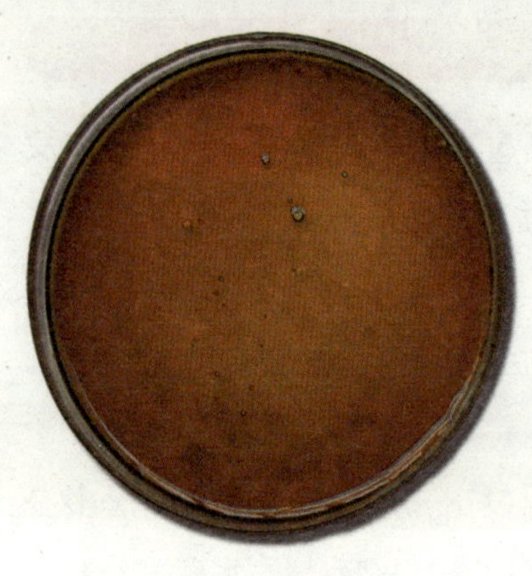

【功效】 芳香开窍，泄浊化痰。

【方解】 方中苏合香、麝香、安息香、冰片开窍辟秽；木香、檀香、沉香、丁香、乳香、香附六味药能行气解郁，散寒化浊；荜茇散寒开郁；水牛角解毒辟秽；朱砂镇心安神；白术补气健脾祛湿；诃子温涩敛气，防止辛香耗气。共研细末，入药为丸。

【方二】 龙胆泻肝汤（《医方集解》）

【组成】 龙胆草3克，黄芩3克，栀子3克，泽泻3克，川木通1.5克，车前子1.5克，当归1.5克，生地黄1.5克，柴胡1.5克，甘草1.5克。

【功效】 清热利湿，祛风止痒。

【方解】 龙胆草清肝胆实火，泻肝胆湿热；黄芩、栀子清热燥湿；车前子、川木通、泽泻清热利湿，导湿热下行；生地黄养阴，当归养血活血；柴胡疏畅肝胆；甘草调和诸药。水煎服，每日一剂。